잘 빠졌다,
람스
LAMS!

365^{mc} 김정은 지음

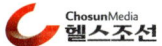
ChosunMedia
헬스조선

얼굴의 점이 거슬리면, '빼'면 됩니다
썩은 이가 문제면, '빼'면 됩니다
발가락 사이 티눈이 거슬리면, '빼'면 됩니다

군살인 지방이 거슬리면?

'빼' 면   되   죠

'람스(LAMS)'는 이런 단순한 명제에서 시작되었습니다.

사실 지방은 단순하게 '뺀다'라는 명제가 해답이지만 가장 복잡한 일이 기도 하지요. 체형을 교정하는 것이 생각처럼 단순하고 쉬웠다면 누구도 다이어트를 하고 있지는 않을 것입니다. 그러나 현실적으로 다이어트를 한 번이라도 하지 않은 사람은 없죠. 뿐만 아니라 "항상 다이어트를 한다"라 고 답한 여성은 무려 전체 여성의 60%나 될 정도입니다. 자신의 몸에 대해 자신감을 잃고, 반복되는 다이어트와 요요로 고민하는 여성들이 그만큼 많 은 것이지요. 그렇다면 만족스럽게, 효과적으로 지방을 빼내는 방법은 없 는 걸까요?

물론 지방을 '빼'는 방법은 이미 있었습니다. 바로 지방흡입 수술이지요. 지난 수년간 저희들은 아무리 노력해도 빠지지 않는 뱃살, 허벅지 살, 팔뚝 살 때문에 찾아온 분들에게 '가장 좋은 방법은 지방흡입 수술이다'라는 것을 효과적으로 전달하기 위해서 많은 노력을 기울여 왔습니다. 그리고 그 노력은 '비만 치료 1등 병원'이라는 영예로 상당 부분 보상을 받았습니다. 그러는 동안 역설적으로 지방흡입 수술의 한계도 체감하게 되었습니다. 정답을 알려주어도 모든 사람들이 정답을 선택할 수는 없기 때문이지요.

부작용에 대한 두려움, 회복 기간 동안 겪을 증상에 대한 두려움, 감당할 수 없는 비용, 시간의 한계 등 사람마다 상황과 고민이 제각각이지요. 그래서일까요. '지방흡입 수술이 가장 좋은 체형 교정 방법이다'라는 객관적 사실이 '그래도 왠지 수술은 부담스럽고 무섭다'라는 막연한 통념을 완전히 뛰어넘지는 못하더라는 겁니다. 지방흡입 수술이 비만 치료에 가장 효과적이지만, 그렇지 않아도 살이 찐 체형 때문에 고민하는 분들에게 수술이 또 다른 고민거리가 되는 상황이 종종 생겼습니다.

새로운 시술에 대한 논의는 2013년 말경부터 시작되었습니다. 문제의 부위에서 지방을 빼되 과정이나 그 이후가 수술보다 훨씬 간단할 것, 충분한 효과를 보기 위해서 복합적인 작용이 나타나도록 할 것 등이 전제되었지요. 그동안 수많은 임상 사례를 통해서 쌓은 지식과 경험이 틀이 되었고, 생각을 실제로 옮겨 확인해 보는 과정들이 반복되면서 조금씩 수정하고 보완해 드디어 2014년 6월 '람스(LAMS)'라는 이름으로 새로운 비만 치료 시술이 첫 선을 보이게 되었습니다.

기존에 효과와 안전성이 이미 입증된 수술과 시술들의 원리 및 방식 등을 의도에 맞게 병합했기에 그 안전성과 효과에 대해서 확신을 가지고 람스를 시작할 수 있었습니다. 이 점은 람스를 개발하는 시작 단계에서부터 중요하고 든든한 원동력이 되었습니다.

첫 선을 보인 이후 지금까지 만 건이 넘는 사례를 거치면서 람스 시술 부위의 둘레 감소가 여느 주사 시술보다 크다는 점, 가장 문제되는 부위에서는 적은 양의 지방을 빼는 것만으로도 체형 개선 효과가 크다는 점 등을 임상적으로, 통계학적으로 입증했습니다. 또한 주기적으로 시행하고 있는 만족도 조사에서도 람스를 시술받은 분들이 지속적으로 높은 점수를 주고 있습니다. 이런 점들이 좋은 에너지원이 되어 현재까지도 비만 치료에 더욱 효과적인 시술은 무엇인지 고민하는 저희를 계속 자극하고 있습니다.

물론 '람스'로 모든 문제를 완벽히 해결할 수는 없습니다. 람스는 마법이 아니고, 저 또한 마법사가 아니니까요. 다만 체형 교정을 위해서는 식이 조절이나 운동 같은 생활 개선에 더해 과학적인 접근이 필요한데, 365mc 비만클리닉은 지난 10여 년 동안 그것에만 집중해 왔다는 점에서 이제는 어느 정도 효과적인 방법을 제안할 수 있는 위치에 이르지 않았나 싶습니다. 그런 저희가 현재는 람스센터를 통해 '람스'를 그 접근의 첫 번째 방법으로 제시하고 있습니다. 또한 앞으로 더 나은 방법을 찾기 위해서 계속 노력할 것이라는 사실도 말씀드리고 싶습니다.

건강하고 아름다운 체형을 위해서 평범한 사람들이 쏟아붓고 있는 노력의 진지함이 온전히 보상받는 그날까지.

365mc 비만클리닉 원장

김정은

2 지방 분해 주사 vs 지방흡입 수술

3 대세는 람스!

4 람스, 아름다움을 위한 신의 한 수!
12인의 성공기

5 람스, 다이어트의 끝이 아닌 시작이다!

1년 365일 다이어트 중인 대한민국 여성들. 하지만 그중 제대로 된 관리를 하고 있는 사람은 몇이나 될까? 수많은 다이어트 비법들이 넘쳐나지만 포장만 다를 뿐 자세히 들여다보면 결국 다이어트에 왕도는 없다. 더 적게 먹고 더 많이 운동할 수밖에 없다.

그래서 죽도록 굶어도 보고 하루 6시간씩 운동도 해 봤다. 그럼에도 원하는 몸매는커녕, 잊지 않고 돌아오는 요요 현상과 근육통만 늘었다면?

지금까지 당신이 알고 있던 다이어트는 틀렸다!

지금껏 실패하기만 했던 다이어트에 대한 진실을 알아본다.

1

내 다이어트는
왜 매번 실패할까?

다이어트하고 싶다면 체중계와 멀어져라!

체중이 아니라 체지방이 문제다!

키와 몸무게가 같으면 과연 몸매도 똑같을까? 정답은 No! 몸무게와 키가 똑같아도, 사람마다 체형은 하늘과 땅만큼 차이가 난다는 사실! 최근 화제가 되고 있는 몸매 종결자들이 인터뷰를 통해 체중이 아닌 체지방률을 공개하는 이유는 그녀들의 몸매 비밀이 바로 체지방에 있기 때문이다. 아무리 살을 빼도 여배우 같은 라인을 만들 수는 없는 이유, 그 비밀을 체지방에서 찾았다!

///

똑같은 키와 몸무게,
하지만 몸매는 천지 차이?

23세의 대학생 최진아 씨는 흔히 말하는 '평균 몸무게'를 가졌다. 그녀의 몸무게를 아는 친구들은 살이 찌지 않았으니 다이어트를 그만두라고 말하지만 지금까지 그녀는 단 한 번도 사람들 앞에서 당당하게 몸매를 드러낸 적이 없다.

"뚱뚱하거나 비만이라고 말할 정도는 아니지만 저는 늘 제 몸매에 불만이 있었어요. 스키니 진을 입기는 곤란한 허벅지와 튼실한 팔뚝을 가리느라, 입고 싶은 옷을 마음대로 입어 본 적이 없어요!"

반대로 몸무게와 키가 진아 씨와 똑같은 친구 한영은 씨는 한눈에 보기에도 글래머러스하고 늘씬한 몸매를 가졌다. 두 사람의 체형 조건이 똑같다고 하면 주변에선 놀라기 일쑤다. 진아 씨는 자신의 몸매 문제를 단순히 타고난 골격이나 두꺼운 뼈 때문이라고 치부하고 점점 위축되어 갔다.

그랬던 진아 씨가 문제의 열쇠를 체지방률에서 찾아냈다. 평소 운동은 전혀 하지 않고 달콤한 디저트를 좋아하는 그녀의 체지방을 측정한 결과 평균 여성들의 체지방률인 18~30%를 훌쩍 넘은 40%에 가깝게 나온 것이다. 반면 친구 영은 씨의 경우 체지방률이 18%에 불과했다.

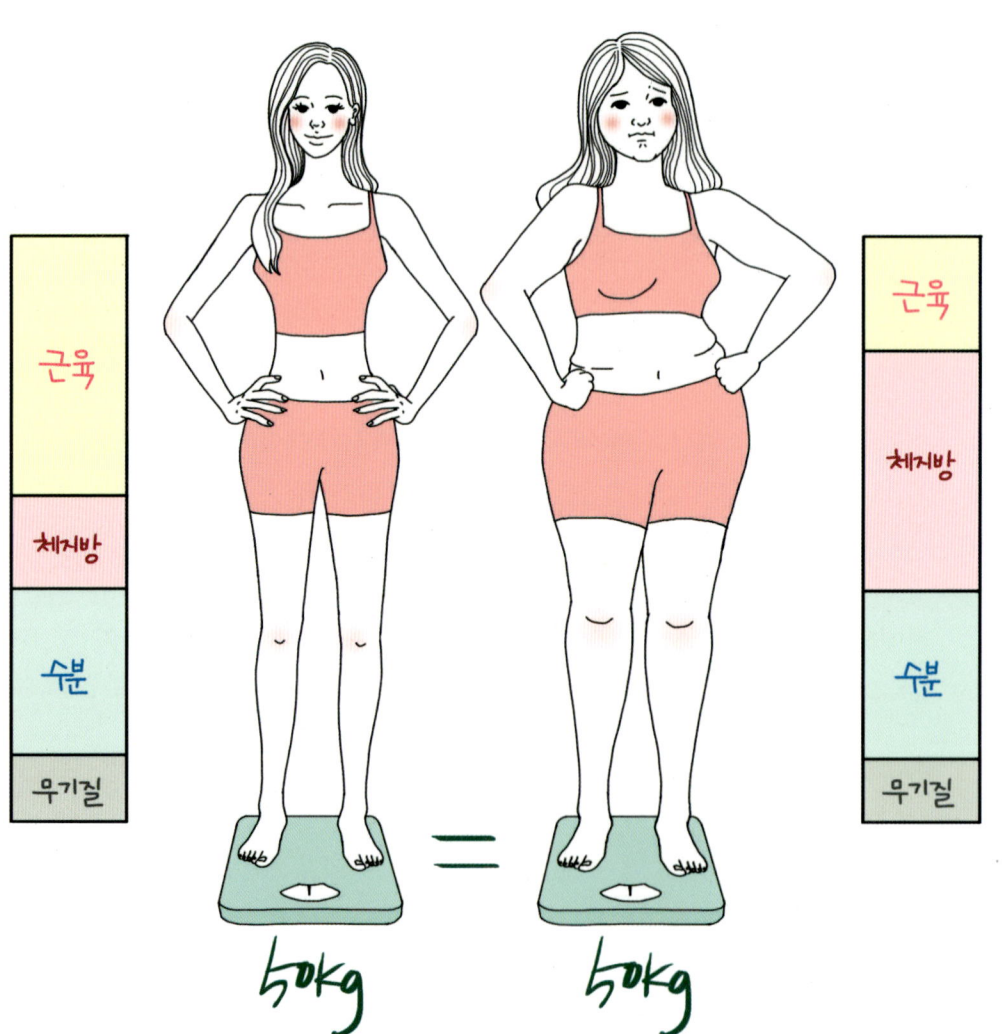

최근 '몸매 종결자'로 불리는 여자들의 몸매를 평가하는 기준은 바로 체지방률이다. 예전에는 잘록한 허리, 무보정 다리 라인, 조각 같은 복근 등 애매한 기준으로 여성들의 몸매를 평가했지만 최근의 트렌드는 조금 다르다. 야구 여신으로 불리는 박기량의 체지방률은 9%, 미스코리아 출신 체조선수 김주리의 체지방률은 6.2%, 복싱으로 야무지게 몸매를 다진 이시영의 경우 체지방률은 4.7%에 불과하다.

한때 체지방률이라는 말은 운동선수나 보디빌더 같은 근육질 남성의 몸매를 표현하는 수식어에 가까웠다. 그런데 최근 체지방률이 가장 아름다운 몸매를 가졌다고 평가되는 여성들의 몸매를 측정하는 잣대가 된 이유는 무엇일까? 그것은 체지방률이 어떠냐에 따라 몸매의 라인이 전혀 달라진다는 사실을 알게 되었기 때문이다.

체지방은 무엇일까?

체지방이란 우리 몸속에 있는 비축되어 있는 지방을 뜻한다. 우리 몸은 음식물을 섭취해 얻은 에너지원을 필요한 곳에 쓰고 남은 것은 체지방으로 저장해 두었다가 필요할 때 다시 꺼내 사용한다. 체내에 많은 양의 에너지원을 보관해 두면 결국 체지방률이 높아지는데, 몸속에 있는 체지방은 빼기가 쉽지 않아 체중 감량의 최대 적이 되곤 한다. 이러한 이유로 겉으로 보기에는 뚱뚱한 체형이 아님에도 몸무게가 많이 나가거나 몸매가 예뻐 보이지 않는 경우도 있다.

우리가 흔히 말하는 비만은 과체중이 아니라 '과체지방'의 몸을 가리킨다. 몸을 이루고 있는 근육과 지방 중 같은 무게를 놓고 봤을 때 지방이 부피가 조금 더 크다는 사실은 모두가 알고 있을 것이다. 같은 몸무게라도 몸속에 쌓인 지방이 많을 경우에는 최대 20%까지도 부피 차이가 난다. 따라서 같은 몸무게라도 지방이 적고 근육이 많으면 더욱 날씬하고 탄력 있는 몸매로 보이고, 근육량보다 지방량이 많으면 비만인 것처럼 보인다.

그러면 체지방은 무조건 빼야 하는 것일까? 그건 또 그렇지 않다. 체지방은 단열재 역할을 해 몸의 열 손실을 막아준다. 또한 외부의 물리적인 충격으로부터 몸과 장기를 보호하는 보호막 역할을 한다. 그렇기 때문에 체지방을 무조건 줄이기보다는 몸에 필요한 최소한의 양으로 줄이는 것이 좋다. 보통 성인 남자는 13~25%, 성인 여자는 18~30%가 체지방률의 정상 범위에 속한다.

그러므로 체지방을 적절한 정도까지 감량하는 방법에 대해 모두가 알고 있어야 한다.

\\\\\

수분만 빠지는
다이어트는 잊어라

체중은 체지방뿐 아니라 근육과 뼈, 체내 수분의 무게까지 포함된 것이다. 그렇기 때문에 단기간 음식 섭취를 제한하고 운동을 열심히 하면 일시적으로 살이 빠진 것 같은 느낌이 든다. 실제로 체중계의 숫자가 줄어들었을 수도 있다. 하지만 이는 몸속의 수분이 빠졌거나 식사량을 제한해서 근육과 지방이 같이 빠져 버린 현상이다. 몸속 독소를 제거하면 살이 빠진다고 생각해 무리하게 장 청소를 하는 경우도 있다. 단순히 체중을 줄이기 위해 시도하는 이런 무리한 다이어트는 그나마 얼마 되지 않던 근육이 빠져 탄력도 함께 잃게 되거나 잦은 장 청소로 장의 운동 기능을 저하시킬 수도 있다.

예쁜 몸매는 체중계의 숫자로 결정되는 것이 아니다. 그보다는 몸의 라인을 살펴보는 것이 중요하다. 평소 맞지 않던 스키니 진이 넉넉해졌다거나 팔뚝 라인이 줄어 꽉 끼던 니트가 맞는 것이 오히려 믿을 만한 다이어트 지표가 된다.

한편 몸무게는 평균보다 적게 나가지만 아랫배만 볼록하게 나왔다거나 몸에 비해 유난히 허벅지가 굵어 미니스커트를 입을 수 없는 체형 역시 비만에 가깝다. 즉, 체중이 많이 나간다고 해서 비만이 아니라 체내에 지방 함량이 얼마나 많으냐에 따라 비만인지가 결정되는 것이다. 아직까지도 '다이어트=체중계의 숫자를 줄이는 것'으로 생각하고 있다면 당장 체지방률을 체크해 보자. 체지방을 정복하면 항상 바라던 꿈의 라인에 가까워질 수 있을 것이다.

체지방을
줄이기 위한
생활습관

01. 식사 시간을 정해놓고 천천히 먹는다

천천히 먹는다는 것은 음식이 입안에 있는 시간을 늘리는 것을 의미한다. 즉, 급하게 삼키듯 먹지 말고 꼭꼭 씹어 먹어야 한다는 말이다. 음식을 천천히 먹으면 과식을 방지할 수 있으며 필요한 에너지 이상의 칼로리를 섭취해 체지방으로 축적되는 현상을 막아준다.

02. 외식이나 식사 모임을 줄인다

고칼로리의 음식들은 체지방을 쌓는 주범이다. 외식을 하면 고칼로리 음식들을 많이 먹게 되므로 외식을 피하는 편이 좋다. 술자리의 안주도 마찬가지다. 다이어트를 하려면 회식이나 모임 등을 먼저 줄여야 한다.

03. 식사하기 30분 전에 물을 마신다

물을 많이 마셔야 좋다는 말을 모두가 하지만 마셔야 하는 양은 사람마다 다르다. 지나치게 물을 많이 마시면 오히려 내장 기관에 무리를 줄 수 있다. 반대로 평소에 입안이 말라 갈증이 날 정도라면 몸에 수분이 매우 부족하다는 증거다. 갈증이 나기 전에 조금씩 물을 마셔 입안을 적시고, 식사를 하기 30분 전에 본인에게 맞는 적당량의 물을 마셔 포만감을 주는 것도 다이어트에 도움이 된다. 식사 후에 물을 마시려면 1시간에서 1시간 30분 정도 지났을 때가 좋다.

04. 짜게 먹지 않는다

나트륨을 과다 섭취하면 수분을 가둬 몸이 붓게 된다. 이로 인해 부종이 반복되어 몸에 나타나다 보면 점차 체지방으로 바뀐다. 따라서 싱겁게 먹는 것이 다이어트에 좋다.

하지만 우리 몸에 나트륨은 꼭 필요하기 때문에 모든 음식에서 소금을 뺄 수는 없다. 무조건 소금 없이 음식을 먹기보다는 가공식품, 과자, 라면 등에 들어 있는 화학 나트륨을 끊는 편이 생활 속 나트륨을 줄이는 현명한 방법이다.

05. 채소를 많이 먹는다

채소를 많이 먹으면 섭취하는 총칼로리는 낮으면서 포만감은 크기 때문에 몸속에 체지방이 쌓이는 것을 막아준다. 또한 채소의 식이 섬유가 몸 안에 쌓인 독소를 배출시켜 신진대사가 원활해지도록 돕기 때문에 체지방이 쌓이는 현상을 더욱 방지할 수 있다.

그러나 농약이나 유통 시 신선함을 위해 화학 약품 처리한 채소는 오히려 독이 된다. 유기농이나 무농약 등의 건강한 재료를 찾아 충분히 섭취한다.

06. 규칙적인 운동을 한다

하루에 10분이든 30분이든 규칙적으로 운동하는 습관을 들인다. 굳이 헬스장을 찾지 않아도 된다. 집 주변 공원을 뛰거나 자전거를 타는 등의 운동도 좋다. 몸에서 땀이 날 정도로만 운동을 해도 체지방이 쌓이지 않으니 규칙적으로 정해진 시간 동안 운동을 해 보자.

07. 잠을 충분히 잔다

사람이 잠을 자는 동안 몸은 성장하고 치유된다. 반대로 잠을 자지 않으면 면역력이 떨어진다. 잠을 깊이 자지 못하거나 수면 시간이 적으면 충분한 에너지를 만들어 내지 못하기 때문이다. 취침 시간을 정해 그 시간에는 꼭 자도록 하고, 음식물이 위에 남아 있지 않도록 잠들기 2시간 전부터는 음식을 먹지 않는다.

비만도
계산법

나는 비만일까? 체중은 정상이지만 체질량의 문제가 있을 수도 있고, 체중이 적게 나가도 복부 비만인 경우도 허다하다. 먼저 자가 테스트를 통해 내 몸의 정확한 상태를 체크한 뒤 다이어트 목표를 정해 보자. 더욱 효과적으로 다이어트를 할 수 있을 것이다.

01. BMI(Body Mass Index)

체중과 키의 관계를 계산해 체질량 지수(BMI)를 측정하는 방법으로, 체지방과 관련성이 높아 건강 위험도 평가에 사용된다. 체중을 키(m)로 두 번 나누면 된다.

예를 들어 160cm에 60kg인 사람의 체질량 지수는 {몸무게(60kg)÷[신장(1.6m)×신장(1.6m)]}=23.4가 된다. 체질량 지수가 18.5~23이면 정상, 23~25인 경우 과체중, 25~30이면 비만, 30 이상이면 고도 비만이다.

체질량 지수	비만도
18.5 미만	저체중
18.5~23	정상
23~25	과체중
25~30	비만
30 이상	고도 비만

02. 복부 비만 테스트

집에서 간단하게 허리와 엉덩이의 둘레 비율을 계산해 복부 비만 정도를 알아볼 수 있다. 허리의 정확한 위치는 갈비뼈 맨 아랫부분에서 둘레가 가장 얇은 곳으로, 보통 배꼽 위로 2cm 이내에 해당한다.

평평한 곳에서 체중을 양쪽 발에 균등하게 배분하고 선 상태에서 편안하게 호흡을 내쉴 때 측정하면 된다. 허리의 둘레를 재고 엉덩이의 가장 넓은 부분을 잰 다음 허리 둘레를 엉덩이 둘레로 나누면 된다. 남자의 경우 0.95 이상, 여자는 0.85 이상이면 복부 비만이다.

03. 표준 체중 계산법

키(cm)에서 100을 빼고 0.9를 곱하면 자신의 키에 해당되는 표준 체중을 알 수 있다. 예를 들어 키가 160cm이면서 체중이 60kg인 사람의 경우, 표준 체중은 $(160-100) \times 0.9 = 54kg$이 된다.

표준 체중에 대한 비만도는 (현재 체중 ÷ 표준 체중) × 100으로 계산한다. 위의 경우 $(60 \div 54) \times 100 = 111\%$가 된다. 이 수치가 110~119%에 해당하면 과체중이고, 120% 이상이면 비만이다.

당신의 다이어트는 제자리걸음!

운동으로 살이 안 빠지는 이유

새해가 되거나 여름을 앞두면 많은 사람들이 야심차게 피트니스 센터에 등록하곤 한다. 하지만 수개월째 운동을 해도 좀처럼 드라마틱한 효과는 나타나지 않고, 오히려 없던 근육통만 생긴다. 특히 최근들어 20~30대 젊은 여성들 사이에서 유행처럼 번지는 퇴행성 관절염을 부르는 무리한 운동은 다이어트는커녕 건강을 해치는 요인이 되기도 한다. 운동을 해도 원하는 만큼 살이 잘 빠지지 않는 이유는 무엇일까?

운동으로 원하는 부위의
살을 뺄 수 있을까?

서점에서 판매되는 다이어트 책, 연예인들의 운동법을 담은 DVD, 거리 곳곳에 넘쳐나는 피트니스 센터…. 모두가 운동만으로도 체중을 감량하고 모델처럼 멋진 몸매를 가꿀 수 있다고 입을 모아 말한다. 하지만 운동만으로 원하는 몸매를 만든다는 것은 생각처럼 쉬운 일이 아니다. 최소 3개월 이상 강도 높은 운동을 해야 하고, 당연히 혹독한 식단 관리도 해야 한다. 모델이나 가수, 배우들에게 몸을 만들기 위해 어떻게 운동했는지 물어보면 개인 트레이너와 함께 하루에 3~4시간씩 운동했다고 답하는 것은 누구나 알고 있을 것이다. 뿐만 아니라 닭가슴살이나 샐러드 위주의 탄수화물 없는 식단을 철저히 지키는 일도 포함된다.

　하지만 현실에서 일반인들도 이렇게 운동할 수 있는 환경을 갖추는 게 가능할까? 대부분의 직장인들이 오로지 운동만을 위해 개인 트레이너를 두고 하루에 3~4시간씩 운동할 수 있을지 의문이다. 아니, 그보다 먼저 그렇게 혹독한 운동을 할 만큼의 체력을 갖추었는지부터 살펴보아야 한다. 보통 사람들의 경우 3~4층 높이의 계단을 올라가는 것만으로도 숨을 헐떡이고, 근력 운동을 위한 자세를 10초 이상 유지하는 것도 무리라고 느낄 수 있기 때문이다.

물론 위의 모든 조건을 갖추고 운동을 시작한다고 가정해 보자. 하지만 이러한 스케줄로 운동을 얼마나 지속할 수 있을까? 대부분의 트레이너들은 고도 비만이 아닌 부분 비만을 해결하기 위해 운동하는 회원들이 5~6kg 정도의 체중을 감량하는 기간으로 최소 3개월을 말한다.

　　운동만으로 원하는 체형을 디자인할 수 있을까? 대답은 당연히 '가능하다'일 것이다. 하지만 운동으로 살을 뺄 수 있을까 의문을 갖기 전에 운동을 하는 데 쏟는 시간과 노력, 비용 등의 현실적인 부분을 자신이 충족시킬 수 있는지를 먼저 따져보아야 하는 것은 아닐까?

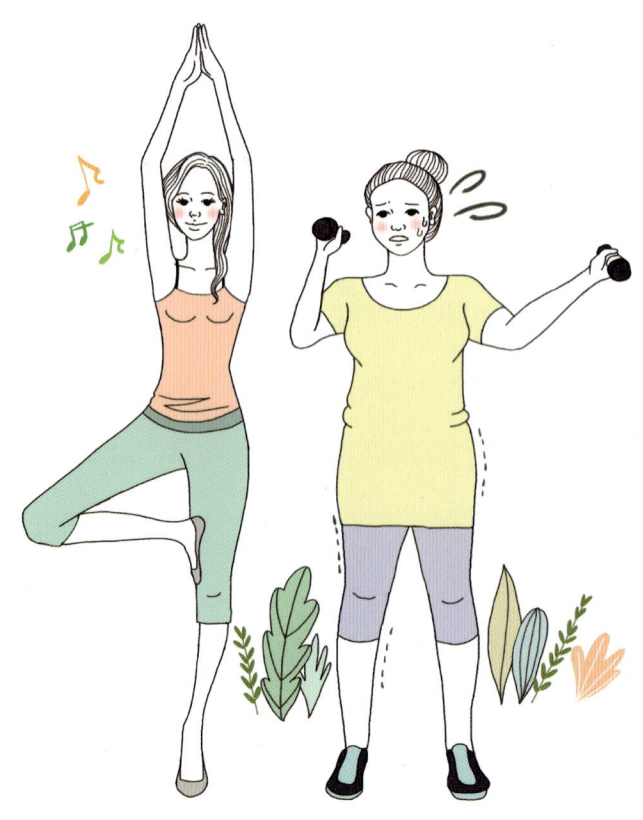

식스팩만을 위한
운동은 존재하지 않는다

많은 사람들이 다이어트를 위해 운동을 하고 있다. 특히 뱃살이나 허벅지, 팔뚝 등 자신만의 고민 부위를 해결하기 위해 특정 부위 운동을 집중적으로 한다. 그러나 국소 부위에 집중하는 운동은 해당 부위의 체지방을 감량하는 데 사실 큰 영향을 미치지 않는 것으로 알려져 있다.

윗몸일으키기는 복부 근육을 단련하는 데는 도움이 되지만, 내장 지방을 감소시키는 데는 비효율적이다. 또 허벅지 살을 빼기 위해 스쿼트를 한다고 해서 단시간 내에 허벅지가 가늘어지지는 않는다. 스쿼트는 허벅지 근육을 강화시켜서 탄력을 높이므로 가늘어 보이는 효과를 낼 뿐이다. 국소 부위 운동이라고 알려져 있는 운동법이라 하더라도 결국 체지방 감소는 전신에서 비슷한 비율로 이뤄진다.

그렇다면 부위별 운동은 아무런 효과가 없을까? 꼭 그렇지는 않다. 특정 부위를 단련하는 운동은 해당 부위의 체지방을 직접적으로 줄이는 효과는 미미하지만 대신 해당 부위의 근육을 키워 탄력 있는 몸매를 가꾸는 데는 도움이 된다. 볼품없이 늘어진 엉덩이가 고민이라면 사이즈 자체를 줄일 수는 없지만 힙업 운동을 통해 엉덩이가 탄탄해 보이는 효과를 얻는 것이다. 출렁거리는 팔뚝 살이 고민이라면 푸시업 등의 팔 운동을 통해 탄력을 붙여서 라인이 개선되는 효과를 볼 수 있다.

문제는 체지방이 과도하게 축적되어 도드라져 보이는 경우다. 유난히 두꺼운 허벅지, 팔다리는 날씬한데 올챙이처럼 톡 튀어나온 배, 어깨 라인을 듬직해 보이게 만드는 팔뚝 등은 운동을 해도 슬림해지기보다는 근육을 커지게 만들어 라인이 더욱 보기 싫게 변할 수 있다. 이런 경우에는 운동보다는 비만 시술을 받는 것이 경제적인 측면에서나 다이어트 효과로 보나 이득이다. 또 전체적으로 지방이 많은 비만 체형의 경우 가벼운 운동 정도로는 비만이 쉽게 개선되지 않는다. 하지만 고강도 운동을 할 만큼의 체력이 없기 때문에 역시 비만 시술이 도움이 될 수 있다.

다이어트를 위한 혹독한 운동, 부작용이 더 크다

결국 빠른 다이어트 효과를 보기 위해 다이어터들은 일반적인 운동보다는 강도 높고 무리한 운동을 선택하게 된다. 하지만 과도한 운동이 노화를 촉진한다는 연구 결과가 속속 나오고 있다. 실제로 개그맨 정준하와 조영구 등이 운동으로 다이어트에는 성공했지만 평상시보다 훨씬 늙어 보이는 모습으로 나타나 많은 사람들에게 웃음을 주는 동시에 무리한 운동에 대한 경각심을 일깨워준 사례가 있었다.

운동은 적당히 하면 노화를 방지하지만 과도하게 하면 세포의 재생을 막아 체내의 활성산소가 증가하는 원인이 된다. 활성산소는 우리 몸의 세포막과 염색체, 단백질을 손상시켜 노화를 유발하거나 촉진한다. 무리한 운동은 피부를 늙게 만들고, 심할 경우 동맥경화나 심장질환 등을 일으킨다. 최근에는 알츠하이머나 파킨슨병, 하지정맥류 같은 질환도 활성산소와 밀접한 연관이 있다는 연구 결과가 나오기도 했다. 또한 격렬한 운동은 우리 몸속에 젖산을 축적시켜 여성의 무월경 증상 등을 불러오며 피로를 자주 느끼게 만들기도 하는데, 피로가 계속해서 누적될 경우 세포의 수명이 짧아질 수도 있다. 건강해지기 위해 시작한 운동이 오히려 건강을 해칠 수 있다는 것이다.

뿐만 여성들의 경우 과도한 운동을 더욱 주의해야 한다. 최근 20~30대 젊은 여성들 사이에서 늘어나고 있는 퇴행성 관절염 역시 무리한 운동이 원인이라고 밝혀졌다. 미국 정형외과 전문의 재커리 본 박사는 건강지 《프리벤션》을 통해 "20대에 관절염 말기 증상을 보이는 여성들을 종종 진료할 때가 있다"고 밝혔다. 예전에 비해 고강도 인터벌 운동을 하는 여성들이 늘어나면서 빠른 속도, 높은 점프, 재빠른 회전 등을 요구하는 동작으로 인해 무릎과 같은 관절 부위가 큰 충격을 받고 있다는 것이다. 특히 칼로리 소비량이 많아 다이어트에 효과적인 고강도 인터벌 운동은 균형이나 자세를 제대로 잡느냐가 중요하기 때문에 조금만 자세가 흐트러져도 무릎 관절 등에 큰 손상을 입게 된다. 또 걸을 때는 보통 본인 체중의 2배의 하중이 실리는 데 반해 달릴 때는 3~4배의 하중이 실리므로 런닝머신에서 뛸 때도 주의해야 한다.

굶기보다 어려운 운동, 지속하는 것이 관건이다

365mc 비만클리닉에서는 2014년 10월 서울, 대전, 부산의 지방흡입 센터에서 식이 영양 상담을 받은 고객들이 체중 감량을 위해 실천하고 있는 식습관 개선 방법을 분석했다. 전체 665명 중 629명(95%)이 체중 감량을 위해 '음주 습관 개선하기'를 실천하고 있으며, '맵고 짠 자극적인 음식 줄이기'라고 중복 응답한 고객이 588명(88%), '간식, 야식 줄이기'가 584명(87%)으로 조사됐다. 또한 '하루 세 끼 규칙적으로 식사하기'가 478명(72%), '단백질 충분히 섭취하기'가 323명(49%) 순이었다. 그중 '규칙적으로 운동하기(유산소 운동 30분 이상)'가 152명(23%)으로 가장 실천율이 낮았다. 건강하게 다이어트를 하기 위해서는 꾸준한 운동이 정답임을 알고 있지만 막상 실천하기는 매우 어렵다는 것을 알려주

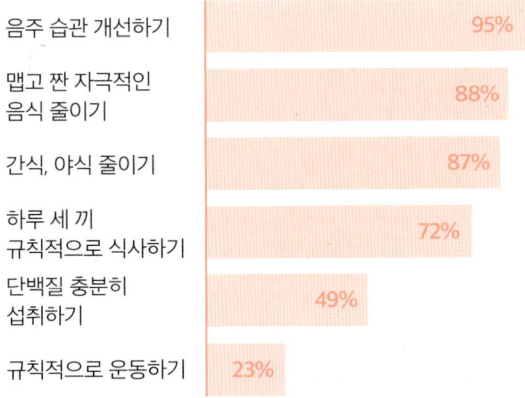

음주 습관 개선하기	95%
맵고 짠 자극적인 음식 줄이기	88%
간식, 야식 줄이기	87%
하루 세 끼 규칙적으로 식사하기	72%
단백질 충분히 섭취하기	49%
규칙적으로 운동하기	23%

식습관 개선 방법(중복 응답 포함)

는 결과였다.

365mc 비만클리닉 김우준 원장은 "헬스장을 가거나 운동할 시간이 부족한 경우 사무실에서 동선 늘려 걷기, 엘리베이터 타지 않기, 점심 식사 후 5~10분 정도 산책하기 등 일상 속에서 활동량을 늘릴 수 있는 방법들을 추천한다"고 조언한다. 하지만 운동을 꾸준히 하는 일도 어렵고 생활습관을 개선하는 것만으로는 눈에 띄는 다이어트 효과와 원하는 부위의 살을 빼는 데는 분명 한계가 있다. 다이어트는 결국 시간과의 싸움이므로 당장 눈에 띄는 효과가 없더라도 꾸준히 지속해야 하는데, 무리한 욕심으로 초절식을 하거나 과도한 운동을 해서 오히려 요요 현상을 일으킬 수 있으므로 주의해야 한다.

운동을 해도
살이 빠지지 않는
이유

01. 심장 박동수를 무시한다

심장 강화 운동을 할 때는 심장 박동수가 최대 심박수의 75% 정도로 올라가야 운동 효과를 기대할 수 있다. 최대 심박수는 220에서 자신의 나이를 뺀 수치다. 운동 강도를 최고조로 높였을 때 손목이나 목에 손을 대고 맥박을 측정하면 대략적으로 최대 심박수를 파악할 수 있다.

간혹 땀이 나는지의 여부로 운동 강도를 측정하는 경우가 있는데, 체질에 따라 땀 배출량이 다르므로 이를 운동 강도의 기준으로 삼는 것은 비효율적이다. 오히려 호흡이 거칠고 가빠질 때까지 운동 강도를 끌어올렸다가 낮추는 식으로 완급을 조절하는 편이 더 효과적이다.

02. 산책을 운동으로 착각한다

운동화에 트레이닝복을 입고 반려견을 끌고 산책하면 운동하는 듯한 느낌이 나겠지만 산책 정도의 강도가 약한 운동은 살을 빼는 데 그다지 도움이 되지 않는다. 차라리 살짝 땀이 날 정도로 가볍게 뛰는 편이 좋다.

03. 운동 시간 외에는 잘 움직이지 않는다

정해진 운동 시간을 제외하고 대부분 앉아서 혹은 누워서 시간을 보내면 활동량이 줄어드는 만큼 에너지 소비량도 줄어든다. 운동을 하지 않는 시간에도 수시로 몸을 움직여줘야 혈액 순환이 원활해져 운동 효과가 오랫동안 지속된다. 건물을 올라갈 때는 계단을 이용하고 책상에 앉아 있을 때도 종종 스트레칭을 하며 활동적인 시간을 보내도록 노력한다.

04. 빈속에 운동을 한다

운동은 빈속에 하면 안 된다. 빈속에 운동을 하면 지방보다 근육이 더 많이 빠져나간다. 근육이 손실되면 몸에도 좋지 않고 칼로리 소모량도 줄어든다. 퇴근 후 바로 운동을 하거나 식사를 챙길 시간이 없다면 최소 한 시간 전에 바나나, 우유, 요거트 등이라도 간단히 챙겨 먹는다.

05. 보상 심리로 폭식을 한다

운동을 하고 나면 평소보다 더 먹어도 된다는 자기 합리화를 하게 된다. 또 힘들게 운동을 한다는 것에 대한 보상으로 자신도 모르는 사이 식사량이 늘거나 섭취하는 음식 종류에 관대해지게 된다. 하지만 살을 빼고 싶다면 스스로에게 보다 엄격해질 필요가 있다. 폭식으로 즐거움을 찾기보다는 운동 후 느끼는 개운함과 뿌듯함을 즐겨야 한다.

06. 회복할 시간을 갖지 않는다

운동은 신체에 스트레스를 주는 요인이기도 하다. 적당한 스트레스를 주고 회복하는 시간을 가지면 쉬는 동안 실질적으로 지방을 연소하면서 체지방이 줄고 몸이 건강해진다. 하루 종일 전신 운동을 했다면 다음 날은 충분한 회복 시간을 갖는 것이 좋다.

07. 근육이 증가한다

운동을 계속하면 지방이 감소하지만 대신 근육이 늘어난다. 근육 조직은 지방 조직보다 훨씬 촘촘하고 밀도가 높아서 지방 덩어리처럼 많은 공간을 차지하지 않는다. 운동을 해도 살이 안 빠져 속상하다면 허리 둘레나 가슴 사이즈, 엉덩이 모양을 확인해 보자. 몸무게가 크게 줄어들지 않았더라도 몸매가 달라져 예전보다 작은 사이즈의 옷을 입을 수 있게 되었을지 모른다.

굶어도 빠지지 않는 살들의 역습

우리나라 여성 10명 중 7~8명은 다이어트를 해 본 경험이 있거나 현재 하고 있다. 하지만 그중 요요 현상 없이 다이어트에 성공하는 비율은 20%도 채 안 된다. 특히 굶어서 살을 빼면 대부분 요요 현상을 경험하게 된다. 또 아무리 열심히 식이 요법으로 체중을 감량한다고 해도 자신이 원하는 팔뚝이나 허벅지 같은 부위의 살만 골라서 뺄 수 없는 것도 고민이다. 굶어도 도통 빠지지 않는 살, 대체 왜 그럴까?

왜 안 먹어도
살이 찔까?

흔히 '물만 마셔도 살이 찐다'는 말이 있다. 물을 많이 마시면 잘 붓는 체질을 가진 사람들이 있기는 하지만 대부분은 음식 조절에 실패한 사람들의 변명에 불과하다. '별로 먹은 것도 없는데 살이 찐다'는 불만을 호소하는 사람들도 있다. 하지만 체중은 평소의 식사량을 나타내는 증거다. 몸에 크게 이상이 없는 한 날씬한 사람은 그만큼 적게 먹고, 뚱뚱한 사람은 그만큼 많이 먹기 때문이다.

만약 정말 조금 먹는데 살이 찐다면 하루 동안 섭취하는 칼로리를 체크해 볼 필요가 있다. 다이어트를 할 때에는 단순히 조금 먹는 것이 중요한 게 아니라 살이 덜 찌는 음식을 선택해 먹는 것이 중요하다. 조금 먹더라도 칼로리가 높거나 체지방으로 전환이 잘 되는 음식을 섭취하면 다이어트에 실패할 수밖에 없다. 적게 먹지만 기름진 음식이나 인스턴트 음식을 주로 먹거나 절식과 폭식을 반복하는 식습관을 갖고 있다면 살이 찔 수밖에 없다.

사람들이 다이어트에 실패하는 가장 큰 원인 중 하나는 자신의 식습관을 고려하지 않고 무리하게 식단을 짜기 때문이다. 패스트푸드와 가공식품에 익숙한 사람이 하루아침에 과일과 채소만으로 버티려고 하면

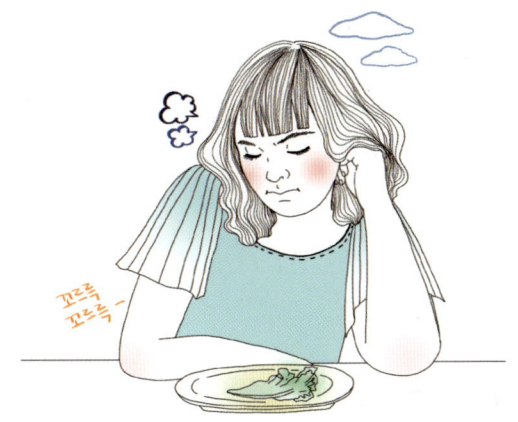

몸이 이를 받아들이지 못하고 배고플 때마다 원래 먹어왔던 음식을 갈망하게 된다. 즉 안 먹는 게 중요한 것이 아니라, 무엇을 어떻게 먹느냐가 다이어트를 위한 식이 요법의 핵심 포인트다.

\\\\\

다이어트의 적,
반복되는 요요

대부분의 사람들은 다이어트를 위해 밥을 굶는 것을 한 번쯤 해 보았을 것이다. 특히 여성들은 운동으로 살을 빼는 것보다 굶어서 빼기를 선호한다. 하지만 밥을 굶어서 살을 빼면 다시 찌고, 그래서 다시 굶는 일을 반복하게 되는 것이 문제다.

우리 몸의 세포는 포도당을 에너지원으로 삼아 움직인다. 간은 단백질을 근원으로 한 아미노산을 재료로 삼아 포도당을 만든다. 굶게 되면 포도당을 만들기 위해 아미노산을 근육에서 가져오게 된다. 즉 식사를 거르면 근육량이 감소하고, 근육량이 감소하면 기초대사량이 떨어지게 된다. 기초대사량이 떨어지면 소비되는 칼로리의 양이 줄어들기 때문에 요요 현상이 일어날 위험성이 커진다.

굶어서 빼는 다이어트가 요요 현상을 불러오는 원인은 또 있다. 굶기를 반복해 어느 정도 살이 빠졌다고 느끼면 바로 보통의 식사를 하기 시작한다. 몸에 필요한 영양소를 일정 기간 동안 섭취하지 않던 상태에서 다시 보통의 식사를 하면 우리 몸은 '다음에 언제 또 에너지가 들어올지 몰라' 하는 위기감을 느껴 체내에 에너지를 축적하기 위해 칼로리 소모량을 줄인다. 식사량 대비 소모되는 칼로리가 적은 현상은 살을 찌운다. 다시 말해 손쉽게 살을 빼려고 중요한 영양소를 보충하지 않고 굶어서 살을 빼면 이러한 요요 현상이 쉽게 일어나고, 요요 현상이 반복되면 축적된 살이 탄력을 잃고 처지며 살이 더 잘 찌는 체질이 된다.

몸 안에 체지방을 쌓는
잘못된 식습관

영구적이면서 성공적인 다이어트를 위해서는 몸 안에 쌓인 독소와 노폐물을 배출해야 한다. 독소와 노폐물이 배출되지 않으면 체지방이 정상적으로 분해되기 어렵다. 이렇게 지방 분해 기능이 떨어지면 비만이 되기 쉬운데, 잘못된 식습관은 몸 안에 독소와 노폐물을 쌓이게 하는 주범이다.

현대인들은 바쁜 일상 때문에 아침을 거르기 일쑤다. 그나마 점심도 제대로 챙겨 먹기가 쉽지 않다. 그러다 저녁이면 온갖 모임과 술자리로 부른 배를 주체하지 못하며 잠자리에 든다. 이런 불규칙한 식습관과 과잉된 영양소는 우리 몸의 저장 시스템을 자극한다. 배와 엉덩이, 허벅지 등 주된 저장 장소에 지방 덩어리를 쌓아 놓는 것이다.

어떤 음식을 선택하느냐도 문제다. 아무리 식사를 적게 한다고 해도 간식으로 흰 빵이나 과자, 청량음료, 설탕이 많이 든 음식을 자주 섭취하면 몸에 염증이 생긴다. 배 주위의 지방은 염증과 관계가 있어 이러한 음식을 먹으면 뱃살이 쌓이게 된다.

다이어트 의지를 꺾는
몸의 저항

다이어트를 하는 사람에게 '먹는 양을 줄이고 운동을 하면 된다'는 명제는 기본적인 상식이다. 또 '섭취 칼로리 〈 소비 칼로리'라는 부등호가 성립되면 살이 빠진다는 것이 절대 진리다. 식이 조절과 운동을 하면 당장이라도 다이어트에 성공할 수 있을 듯하다. 하지만 알면서도 다이어트에 성공하는 사람은 많지 않다. 도대체 왜 그럴까?

몸무게는 현재 상태에서 5~10% 사이로 증가하거나 줄어든다. 다이어트를 통해 이 범위를 넘겨서 체중을 줄이려고 하면 몸의 방어 시스템이 작동한다. 사람에게는 렙틴이라는 호르몬이 있다. 렙틴은 음식을 먹었을 때 분비되는데, 뇌를 자극해 포만감을 주고 식욕을 억제하는 역할을 한다. 다이어트로 체중을 줄이면 체내의 렙틴의 분비가 급격하게 떨어진다. 렙틴 분비량이 떨어지면 포만감을 느끼지 못해 식욕을 절제하지 못하게 된다. 이러한 호르몬의 변화 때문에 체중이 줄면 공복감을 더 잘 느끼게 되어 더욱 허기지게 되고, 신진대사율도 떨어지게 된다. 살을 빼면 뺄수록 우리 몸은 더욱 강력하게 저항한다. 다이어트에 성공하려면 이러한 몸의 저항을 이겨내야 한다.

하지만 호르몬이나 신진대사 등 자연적인 몸의 흐름을 인위적으로

바꾸는 일은 쉽지 않다. 그렇기 때문에 식이 요법이나 운동만으로 다이
어트에 성공하기 어려운 것이다. 반복되는 다이어트의 실패는 오히려
독이 될 수 있으므로 이때는 전문가의 도움을 적절하게 받는 것도 좋
다. 다이어트가 필요한 부위에 적합한 시술, 전문적인 식이 영양 상담
을 통한 관리, 자신의 몸에 맞는 운동법 등 전문적인 다이어트 프로그
램이 필요한 이유다.

성공적인
다이어트를 위한
식이 요법

01. 아침을 챙겨 먹는다

아침 식사를 거르면 하루 종일 배고픔을 느끼게 된다. 공복감 때문에 괜한 군것질을 하거나 점심을 양껏 먹는 실수를 저지른다. 밥 등 당질식품을 꼭 먹어 기초대사율이 감소하지 않도록 주의하자. 기초대사율이 감소해 에너지 소비량이 줄면 오히려 살이 찔 수도 있다.

02. 물을 자주 마신다

물은 열량을 소비하는 데 필수적이다. 물이 부족하면 대사가 느려져 살이 느리게 빠진다. 달콤한 음료나 주스를 물로 대체하면 하루에 섭취하는 칼로리 양을 대폭 줄일 수 있다. 또 물을 마시면 식욕을 낮추는 효과도 있다. 식사 전 물을 두 컵 정도 마시면 90kcal 정도 적게 먹게 된다.

03. 간식을 먹는다

다이어트를 하기 위해서는 간식을 먹지 않는 것이 좋다고 알려져 있다. 하지만 신진대사를 원활하게 하려면 3~4시간마다 간식을 먹어야 한다. 아몬

드, 호두, 피스타치오 등의 견과류나 과일, 통곡물로 만든 스낵을 간식으로
적당량 먹는다.

04. 식단 일기를 쓴다

한 연구에 따르면 식단 일기를 쓴 사람은 그렇지 않은 사람에 비해 다이어
트에 성공하는 확률이 몇 배 높은 것으로 나타났다. 무엇을 먹었는지 기록
하기만 해도 하루 섭취 칼로리를 의식하고 줄이게 된다.

05. 샐러드만 먹지 않는다

일반적으로 알려진 사실과는 반대로 샐러드만 먹는 것은 좋지 않다. 샐러
드는 탄수화물이 적어 배고픔을 관장하는 렙틴 호르몬을 조절하지 못한다.
채소만 가득한 샐러드를 고집하는 대신 건강에 좋은 수프와 함께 탄수화
물, 단백질이 풍부한 재료를 더한 샌드위치를 먹어보자. 샐러드를 먹을 때
에도 현미와 콩 종류를 더 넣어 먹는다. 단, 블루치즈나 설탕에 조린 호두
등이 들어간 고칼로리 샐러드는 먹지 않는다.

06. 잘게 잘라 먹는다

음식을 잘게 잘라 먹으면 먹는 속도가 느려지고 많이 먹었다는 착각이 들
어 양을 줄이기가 쉽다. 반면 큰 덩어리를 통째로 먹으면 음식을 먹는 속도
가 빨라져 양을 조절하기 어렵고 자신이 생각하는 것보다 훨씬 많은 칼로
리를 섭취하게 된다.

07. 유제품을 먹는다

우유, 치즈, 아이스크림 등의 유제품을 먹으면 다이어트에 도움이 된다. 유제품에는 칼슘이 풍부하게 들어 있기 때문이다. 다이어트를 하다 보면 칼슘이 부족해지기 쉬운데, 유제품 속의 칼슘을 섭취하면 체내에서 지방이 더 잘 소비된다.

08. 천천히 먹는다

뇌가 포만감을 느끼려면 식후 20분 정도가 걸린다. 따라서 허겁지겁 식사를 하면 필요량보다 더 많은 음식을 섭취하게 된다. 식사 중간에 물을 조금씩 마시면서 음식을 천천히 꼭꼭 씹어 먹어야 한다. 또 식사 때마다 개인 접시를 사용해 음식을 덜어 먹으면 과식을 예방할 수 있다.

절대로 사라지지 않는 셀룰라이트

무리하게 혹은 철저하게 관리를 받아 체중을 줄여도 마지막까지 남아 있는 셀룰라이트는 도대체 어쩔 도리가 없다. 무수한 셀룰라이트가 남긴 울퉁불퉁한 자국과 얼룩은 다이어트를 통해 살이 처지면서 차마 더는 볼 수 없는 몰골이 되고야 만다. 여자의 적이자 다이어트의 적, 셀룰라이트에 대해 알아본다.

셀룰라이트,
왜 생길까?

살이 찐 사람들의 허벅지나 엉덩이를 보면 귤 껍질처럼 울퉁불퉁하게 변형된 피부 표면을 볼 수 있다. 이를 셀룰라이트라고 부르는데 보통 살이 찌면 나타나기 때문에 지방 조직으로 오해하기 쉽다. 하지만 셀룰라이트는 엄연히 지방과는 다른 조직이다. 살이 찌면 지방 사이사이에 있는 작은 혈관들이 지방을 둘러싸 단단하게 엉기게 되면서 지방층에 마치 벌집처럼 빽빽한 구역이 생기게 된다. 이렇게 밀집된 지방층이 피부의 진피층까지 밀고 올라가면 피부 표면이 귤 껍질처럼 울퉁불퉁해지는 것이다. 따라서 셀룰라이트는 체지방보다 없애기 힘들다.

셀룰라이트가 생기는 원인은 여러 가지다. 여성 호르몬인 에스트로겐은 국소 부위에 부종을 유발할 뿐 아니라 지방 세포에서 지방 합성을 증가시켜 셀룰라이트를 만든다. 짠 음식을 많이 먹으면 염분이 부종을 일으켜 혈액 순환을 방해하고, 변비는 하체의 정맥 순환을 방해해서 셀룰라이트를 만드는 원인이 되기도 한다. 흡연이나 운동 부족, 고정된 자세로 오래 서 있거나 앉아 있는 등의 나쁜 생활습관은 셀룰라이트를 만드는 주범이다. 또한 스키니 진처럼 꽉 끼는 옷을 자주 입고 있으면 셀룰라이트가 악화되고, 만병의 근원인 스트레스도 셀룰라이트를 유발하는 원인이 된다.

특히 셀룰라이트는 남성보다 여성에게 더욱 잘 나타난다. 벽이 얇고 그물망 구조의 피부를 가진 남성과 달리 여성의 지방 세포와 피부 조직은 더욱 견고한 기둥 형태로 생겨서 셀룰라이트가 형성되기 쉽기 때문이다.

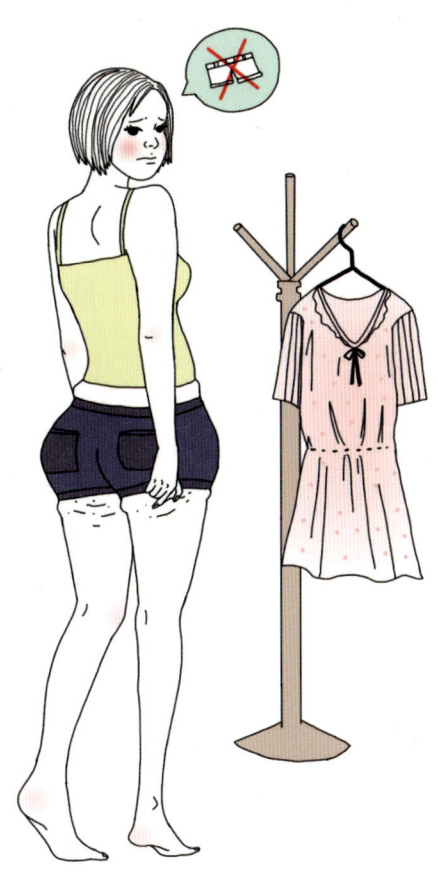

셀룰라이트를 없애는
효과적인 방법

셀룰라이트를 제거하기 위해서는 셀룰라이트를 악화시키는 요인부터 없애야 한다. 만병의 근원인 술과 담배는 몸속에 불순물을 만들어내기 때문에 삼가는 것이 좋다. 또한 과도한 지방이나 염분이 함유된 음식과 탄수화물 섭취를 줄여야 한다.

어떤 음식을 어떻게 먹는지도 중요하다. 열량이 낮은 식품을 천천히 꼭꼭 씹어 먹는 습관을 들여 영양의 과잉 섭취를 방지해야 한다. 전체적으로 식사량은 줄이되 섬유질이 함유된 채소와 귀리 등의 곡물을 많이 먹어서 포만감을 느끼는 동시에 섭취 칼로리를 줄이는 것이 좋다.

그리고 평소에 규칙적이고 꾸준한 운동을 하는 습관을 들이는 것이 좋으며, 스키니 진이나 레깅스 등 몸을 꽉 조이는 옷은 가급적 피하고 혈액 순환을 돕는 마사지를 자주 하는 것도 셀룰라이트 제거에 효과적이다.

죽어도 빠지지 않는
셀룰라이트

지방 세포와 노폐물이 불규칙하게 뭉쳐서 생기는 셀룰라이트는 피부와 지방층, 혈관과 노폐물이 얽힌 구조적 문제 때문에 체지방보다 제거하기 힘들다. 또한 시간이 지날수록 더욱 단단해져 운동이나 다이어트만으로는 완전히 없애기가 어렵다. 셀룰라이트가 있는 부위를 주무르거나 비트는 등 마사지를 하거나 제거 크림 등을 발라도 효과는 거의 없다. 따라서 이미 셀룰라이트가 형성되었다면 이를 해결하기 위해 물리적인 관리를 해줄 필요가 있다.

허벅지의 셀룰라이트에는 지방을 분해해 체외로 배출하는 HPL 지방 분해 주사나 혈액 순환을 촉진하는 메조테라피가 효과적이다. 지방흡입 수술이나 람스 시술도 큰 도움이 된다. 365mc 비만클리닉 영등포점 소재용 원장은 "지방흡입 수술이나 람스는 지방층 내에서 섬유화된 단단한 조직을 인위적으로 끊어주어 셀룰라이트를 개선하는 효과를 얻을 수 있다"고 설명했다. "지방흡입 수술이나 람스 같은 지방 분해 시술을 받은 후 셀룰라이트가 다시 생기지 않으려면 운동이나 마사지를 꾸준히 하는 것이 좋은데, 특히 운동은 셀룰라이트의 가장 큰 원인인 혈액 순환과 림프 순환의 장애를 개선하는 데 아주 좋다"고 덧붙였다.

셀룰라이트를
예방하는
생활습관

01. 소금과 설탕을 멀리한다

셀룰라이트를 없애는 가장 좋은 방법 중 하나는 먹는 것에 주의를 기울이는 일이다. 설탕과 소금은 셀룰라이트를 더욱 두드러지게 만드는 주범 중 하나다. 설탕은 지방 세포에 저장되어 셀룰라이트가 확장되게 만들고 소금 또한 체내의 수분을 부족하게 만들어 셀룰라이트를 악화시킨다. 소금과 설탕은 일일 섭취량만큼만 섭취하도록 주의한다.

02. 활동량을 늘린다

혈액과 림프의 순환이 정체되면 그 부위에 셀룰라이트가 쌓이게 되는데, 평소에 활동량을 조금만 늘려도 혈액과 림프의 순환이 원활해진다. 마트에서 장을 볼 때 카트 말고 장바구니를 들거나 TV를 볼 때 똑바른 자세로 앉아서 보는 등 일상생활에서 쉽게 칼로리를 소모할 수 있는 습관을 들인다.

03. 하루에 8컵 이상의 물을 마신다

수분이 부족하면 피부와 지방 조직 내에 부종이 생긴다. 물을 충분히 마시면 부종이 생기는 것을 막아 셀룰라이트를 없앨 수 있다. 또 충분한 수분 섭취는 우리 몸의 신진대사량을 증가시켜 혈액과 림프의 순환을 원활하게 하기 때문에 셀룰라이트의 생성을 줄인다.

04. 양질의 단백질을 먹는다

단백질은 피부 조직 내에 저장된 과다한 수분을 흡수하는 작용을 해서 부종과 혈당의 급격한 변화를 막는다. 또한 몸의 저항력을 길러주고 근육과 세포의 생성을 도우며, 전체적인 신진대사량을 높여 셀룰라이트를 없애는 효과가 있다.

05. 하루 다섯 접시 이상의 과일과 채소를 먹는다

과일과 채소에는 항산화 성분이 풍부하게 들어 있어서 셀룰라이트의 생성을 막는다. 평상시에는 하루 두 접시의 과일과 세 접시의 채소를 먹고, 체중 증가가 염려되는 경우에는 하루 한 접시의 과일과 네 접시의 오색 채소를 먹는 것이 좋다.

06. 마사지를 하고 충분한 휴식을 취한다

셀룰라이트는 긴장이 완화되면 감소하는 효과가 있다. 하루에 10분 정도는 온욕이나 반신욕을 해 혈액과 림프의 순환을 증가시킨다. 이때 간단한 마사지로 자극을 더해주면 셀룰라이트를 제거하는 데 많은 도움이 된다. 발목에서 무릎 방향, 허벅지에서 서혜부(아랫배와 양쪽 허벅지가 겹치는 림프절의 통로) 방향, 팔목에서 팔꿈치와 겨드랑이 방향으로 마사지한다. 마사지를 할 때는 셀룰라이트를 개선하는 효과가 있는 천연 아로마 오일을 사용해도 좋다.

07. 스트레칭이나 요가를 한다

셀룰라이트가 생긴 부위에 축적된 노폐물과 부종을 제거하는 데는 스트레칭과 요가 동작이 효과적이다. 몸의 긴장을 풀어주는 동작들은 림프를 직접 자극해 림프의 순환을 돕고, 셀룰라이트의 근원인 스트레스를 풀어주기도 한다.

셀룰라이트를 없애는
초간단 운동법

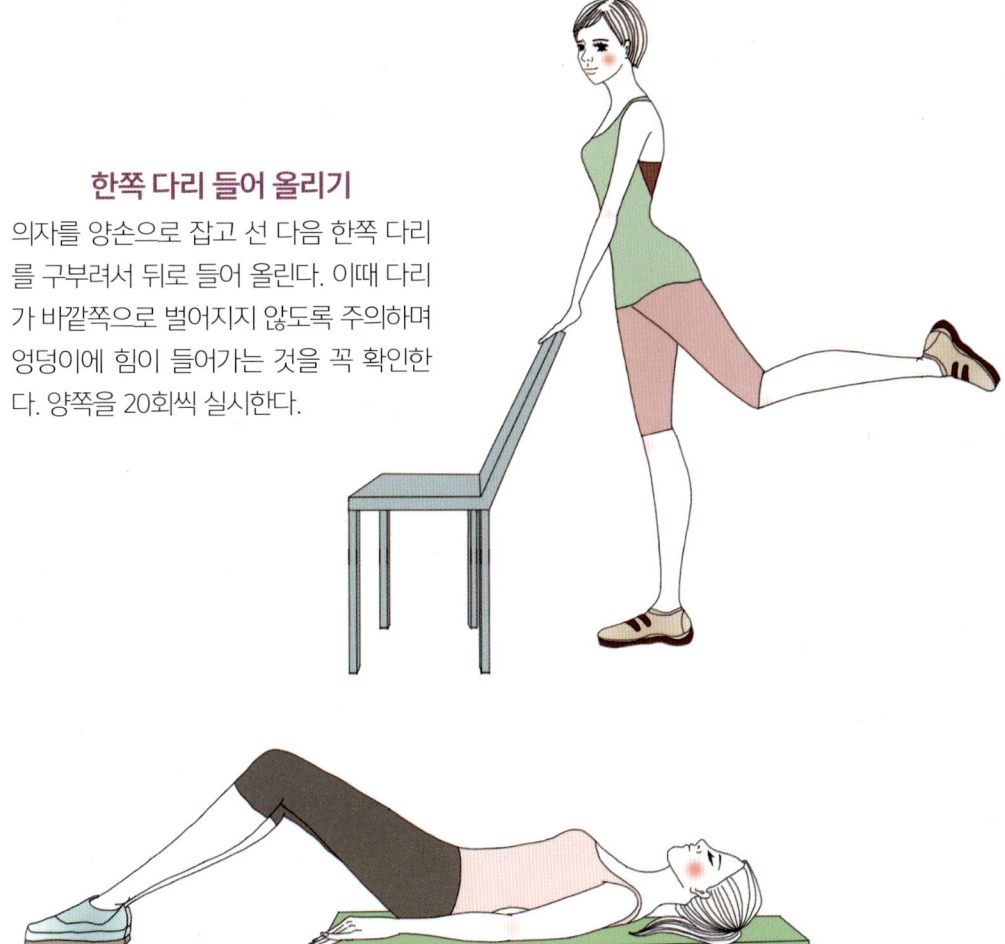

한쪽 다리 들어 올리기

의자를 양손으로 잡고 선 다음 한쪽 다리
를 구부려서 뒤로 들어 올린다. 이때 다리
가 바깥쪽으로 벌어지지 않도록 주의하며
엉덩이에 힘이 들어가는 것을 꼭 확인한
다. 양쪽을 20회씩 실시한다.

누워 다리 밀기

바닥에 등을 대고 누워 엉덩이를 살짝 들어 올린 채
양발바닥 아래에 수건을 깐다. 발을 밀었다가 당기
기를 반복하며 10~20회 정도 실시한다.

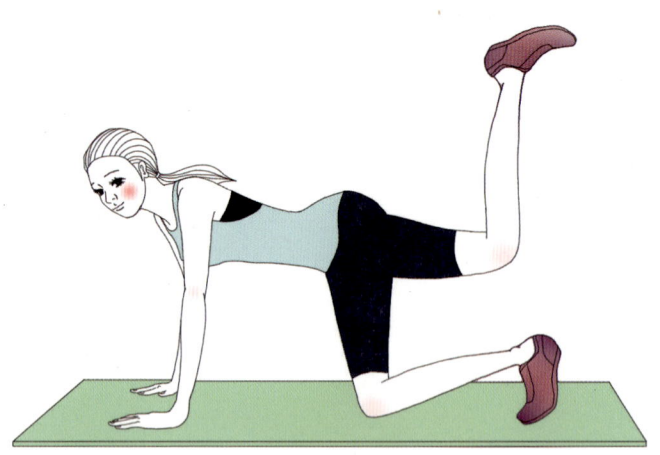

엎드려 다리 들기

무릎을 대고 바닥에 엎드린 후 한쪽 다리를 구부린 채 살짝
든다. 발바닥으로 천장을 들어 올린다는 느낌으로 천천히 다
리를 올렸다 내렸다 반복한다. 양쪽을 30회씩 실시한다.

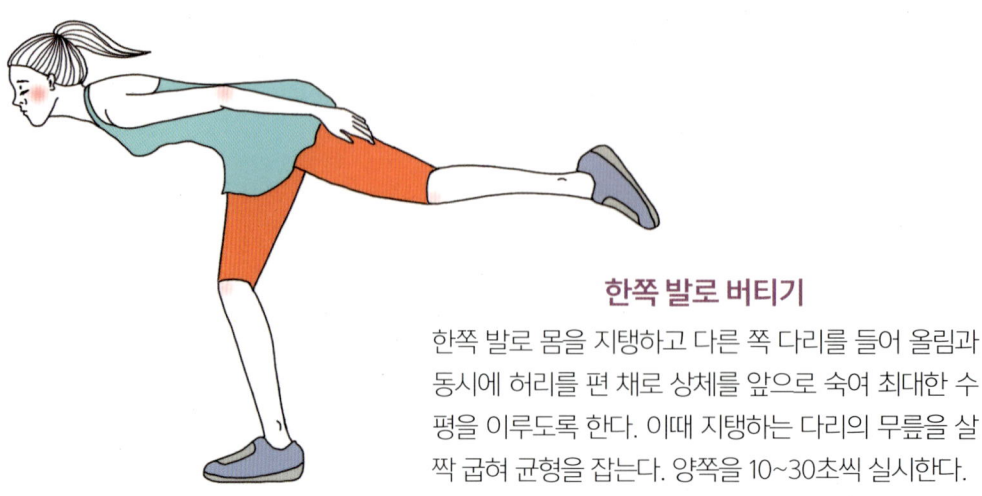

한쪽 발로 버티기

한쪽 발로 몸을 지탱하고 다른 쪽 다리를 들어 올림과
동시에 허리를 편 채로 상체를 앞으로 숙여 최대한 수
평을 이루도록 한다. 이때 지탱하는 다리의 무릎을 살
짝 굽혀 균형을 잡는다. 양쪽을 10~30초씩 실시한다.

스트레칭 런지

다리를 어깨너비로 벌리고 선 자세에
서 한 발을 앞으로 내딛고 뒤에 있는
다리를 구부려 양쪽 다리가 각각 90
도를 이루게 한다. 이 자세에서 뒤쪽
무릎을 조금 더 구부려 땅에 닿게 한
다. 상체를 살짝 틀어 양팔을 위아래
로 쭉 뻗는다. 원래 자세로 돌아가 반
대쪽도 실시한다. 양쪽을 10회씩 실시
한다.

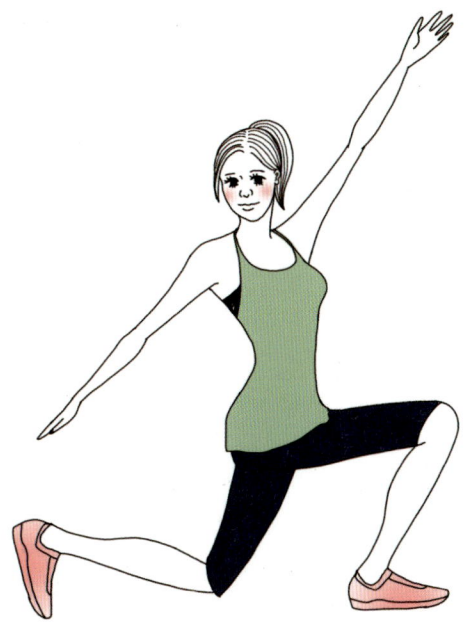

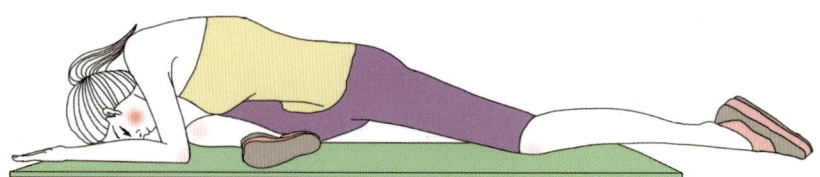

비둘기 스트레칭

양반다리를 하고 바닥에 앉은 자세에서 한쪽 다리만 뒤로 쭉
뻗는다. 동시에 허리를 곧게 편 채로 양 팔꿈치를 바닥에 대
며 상체를 앞으로 숙인다. 양쪽을 10~30초씩 실시한다.

지방 분해 주사 시술? 지방흡입 수술? 체지방을 줄여 사이즈를 감소하는 효과를 주는 시술과 수술은 수없이 많다. 그리고 제각각 체형에 따라, 사람에 따라 발휘되는 효과도 다르다. 그러나 대개의 사람들은 어떤 것이 좋은지, 자신에게 맞는 것인지 제대로 알지 못한 채로 무턱대고 시술이나 수술을 받는다. 이번 파트에서는 체지방을 줄여주는 모든 시술과 수술에 대해 알아보고, 자신에게 적합한 것이 무엇인지 알아보는 시간을 가져보자.

지방 분해 주사
vs 지방흡입 수술

2% 아쉬운 몸매를 완벽하게!

몸 전체가 아니라 특정 부위에만 살이 쪄 고민이라면 HPL 지방 분해 주사 등 최신 비만 시술로 눈을 돌려보자. 할리우드 팝스타 브리트니 스피어스를 비롯해 많은 셀럽들이 간편하고 빠른 효과를 원할 때 선택하는 비만 시술은 혹독한 다이어트에도 효과가 없던 부위를 꿈꾸던 완벽한 라인으로 가꿔준다.

체중은 정상이지만 허벅지나 아랫배, 팔뚝만 유난히 두꺼운 사람들이 있다. 스키니 진을 입으면 엉덩이 옆으로 툭 튀어나오는 허벅지 살, 벨트 위로 생기는 러브핸들, 부츠가 맞지 않을 정도로 유난히 두꺼운 종아리, 둔탁한 이미지를 만드는 팔뚝 등 특정 부위에만 체지방이 쌓인 체형은 균형 잡힌 몸매를 만들기가 더욱 어렵다. 혹독한 운동과 식이요법으로도 문제 부위는 빠지지 않고 얼굴이나 가슴처럼 원치 않는 부위만 계속해서 빠질 수 있기 때문이다.

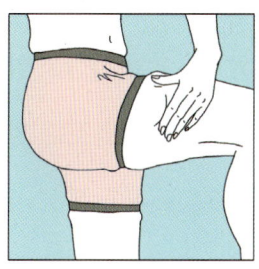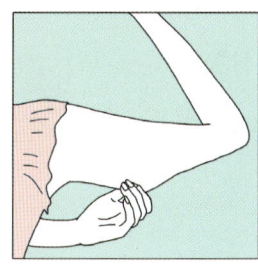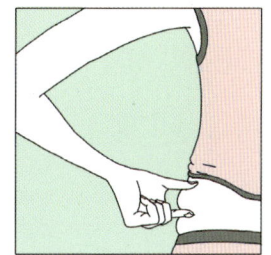

이런 경우 HPL 지방 분해 주사와 같은 시술을 추천한다. 원하는 부위에 직접 지방을 분해하는 용액을 주입하는 방법으로, 식단이나 운동으로 만들기 힘든 완벽 몸매를 주사만으로 간편하고 효율적으로 만들 수 있다. 지방을 직접 빼내는 지방흡입 수술에 비해 지방 세포의 크기를 줄여 사이즈 감소 효과를 볼 수 있는 시술이기 때문에 드라마틱한 변화는 기대하기 힘들지만 자연스럽게 몸매의 라인이 잡힌다는 것이

장점이다. 윗배, 아랫배, 옆구리, 허벅지 등 넓은 부위까지 시술이 가능하며 해당 부위의 사이즈를 직접적으로 줄이고 원하는 체형으로 다듬는다고 생각하면 쉽다. 특히 시간이 흘러 체중이 다시 불어나더라도 지방 분해 주사를 시술한 부위는 체형이 어느 정도 교정된 상태를 유지할 수 있다.

비수술적인 방법이므로 시술 시 마취가 필요 없으며 시술 후 통증이나 색소 침착, 흉터 등의 부작용이 상대적으로 적은 것이 특징이다. 때문에 지방흡입 수술 등 일상으로 바로 복귀하기에 무리가 있는 수술을 받기 위해 휴가를 내기 힘든 직장인, 면접이나 사진 촬영 등을 앞두고 가시적인 성과를 원하는 취업 준비생, 다른 사람들에게 수술 사실을 알리고 싶지 않은 사람, 지방흡입 수술이 두려운 사람들에게 잘 맞는 방법이다.

누구나 자신의 몸에 만족한다면 좋겠지만 유난히 지방이 많은 부위가 한두 군데 꼭 있기 마련이다. 두꺼운 팔뚝이나 허벅지를 감추기 위해 입고 싶은 옷을 피하고, 남들의 눈에 띌까 걱정하기보다는 지방 분해 주사나 비만 시술의 도움을 받아 당당해지는 것은 어떨까?

\\\\\

나에게 꼭 맞는 비만 시술이
무엇인지 알아보자

1. 지방 · 셀룰라이트 분해에 효과적인 HPL 지방 분해 주사

시술 시간 30~40분

시술 주기 10일마다 시술

시술 부위 복부, 허벅지, 엉덩이, 팔 외

Case 1 3개월 만에 복부 둘레 11.1cm 감소

시술 부위 : 복부

관리 기간 : 3개월

사이즈 변화 : 84.7cm → 73.6cm *11.1cm 감소!*

체중 변화 : 62.2kg → 52.4kg *9.8kg 감소!*

체지방 변화 : 26.2kg → 23.3kg *2.9kg 감소!*

* 365mc 비만클리닉 구로점 고객

Case 2 3개월 만에 체중 7.4kg 감량

시술 부위 : 복부, 등

관리 기간 : 3개월

체중 변화 : 66.5kg → 59.1kg 7.4kg 감소!

BMI 변화 : 25.0 → 22.3 2.7 감소!

* 365mc 비만클리닉 일산점 고객

지방 세포는 성인이 되면 개수가 늘어나지는 않지만 부피는 제한 없이 늘어나는 특징을 갖고 있다. 그렇기 때문에 지방 세포의 부피를 줄이고, 더 나아가 완전히 파괴하면 비만 부위의 사이즈는 자연히 줄어들게 된다. 지방 세포의 파괴를 효과적으로 돕기 위해 고안된 방법이 바로 HPL 지방 분해 주사이다. 최근 빼빼로 주사, 걸그룹 주사, MPL 주사 등 그 이름과 종류가 너무 다양해 헷갈리기 십상인데, 다양한 종류의 시술이 모두에게 똑같이 효과적인 것은 아니므로 자신에게 맞는 시술인지 아닌지를 알아봐야 한다.

HPL
지방 분해 주사의 원리

HPL(Hypotonic Pharmacological Lipodissolution) 지방 분해 주사는 2002년 미국 성형외과 의사인 호플린 교수를 통해 알려지기 시작했다. 호플린 교수는 HPL 지방 분해 주사와 초음파 시술을 병행하여 시술한 뒤 시술받은 부위의 둘레와 초음파상 지방층의 두께가 감소한 것을 관찰하고 이를 학계에 발표했다.

HPL 지방 분해 주사는 지방 세포를 단시간 내에 분해하는 효과가 있는 용액을 원하는 부위에 직접 주사하는 시술이다. 인체에 무해한 HPL 용액은 농도가 생리식염수보다 낮은 저장성 용액에 지방 분해와 혈액 순환 촉진, 부종 예방 효과가 있는 몇 가지 약물을 혼합한 것으로 지방 세포가 축적된 피하 지방층에 주입한 뒤 외부 초음파 레이저나 외부 초음파, 고주파 등의 외부 물리적 에너지 자극을 더하여 지방 세포를 분해하고 용해한다. HPL 용액을 주입하면 피하 지방층에서 삼투압 현상(삼투압이 높은 곳에서 낮은 곳으로의 용매의 이동)이 일어나서 지방 세포가 부풀어 올라 크기가 커지고 이렇게 커진 지방 세포가 파괴된다. 이렇게 분해된 지방 세포의 잔여물은 혈액 순환계나 림프 순환계로 유입되어 간에서 대사 과정을 거친 후 소변 등을 통해 몸 밖으로 배출된다. HPL 지방 분해 주사와 같은 시술에서는 점진적으로 지방층의 부피가 줄어들기 때문에 급작스러운 지방층 부피 감소에서 나타나는 피부의 처짐 등이 적다.

한 번의 시술로도 비만 부위의 지방 세포를 효과적으로 파괴하는 것이 가장 큰 장점으로, 시술을 받아본 사람들은 다른 시술에 비해 강력하고 효과가 빠르다는 평을 많이 한다. 운동이나 식이 요법만으로는 단기간에 다이어트 효과를 보기 어렵지만 HPL 지방 분해 주사와 함께 병행하면 단기간 내에도 눈에 띄는 효과를 볼 수 있다.

시술 대상	• 복부, 팔, 허벅지 등 넓은 부위가 고민인 경우 • 얼굴, 종아리, 발목, 브래지어를 했을 때 튀어나오는 살 등 국소 부위의 집중 관리를 원하는 경우
시술의 장점	• 다른 지방 분해 주사로 효과를 보지 못한 경우, 병원에 자주 내원할 수 없는 경우에도 효과적이다. • 지방 세포 파괴에 의해서 교정된 체형이 어느 정도 유지되는 효과가 있다. • 단기간 내에 눈에 띄는 효과를 볼 수 있다. • 바로 일상생활이 가능하다.
주의 사항	• 시술 당일은 식사를 하고 내원한다. • 시술 후 두근거림이나 어지러운 증상이 나타날 수 있다. • 샤워는 시술 후 4~5시간 후에 하는 것이 좋으며 당일에는 찜질방이나 탕목욕을 피한다. • 다량의 약물이 주입되어 부기가 동반될 수 있으나 1~2일이면 사라진다.

주의 사항	• 시술 당일은 주삿바늘 주입부를 통해서 붉은 빛을 띠는 용액이 배어 나올 수 있고, 주입된 용액이 배출되느라 평소보다 소변량이 늘어날 수 있다.
	• 하루 정도는 전신에서 힘이 빠지거나 현기증 등이 나타나는 경우도 있는데 이때는 무리한 운동보다는 휴식을 취하는 것이 좋다.

2. 탄력 없이 늘어진 군살을 탱탱하게, 카복시테라피

시술 시간 1~2분

시술 주기 주 2~3회

시술 부위 복부, 허벅지, 엉덩이, 팔, 종아리 외(얼굴 부위 가능)

Case 1 8주 만에 복부 둘레 10.8cm, 팔 둘레 4cm 감소

시술 부위 : 복부, 팔

관리 기간 : 8주(카복시테라피 16회 시술)

사이즈 변화 : 복부 88cm → 77.2cm *10.8cm 감소!*

　　　　　　　 팔 34.5cm → 30.5cm *4cm 감소!*

체중 변화 : 68.3kg → 61kg *7.3kg 감소!*

체지방 변화 : 22.4kg → 16.5kg *5.9kg 감소!*

* 365mc 비만클리닉 성신여대점 고객

카복시테라피는 피부 궤양이나 상처 치료를 위해 피부의 혈액 순환 개선을 위한 목적으로 처음 사용되었다. 2001년 이탈리아의 한 성형외과 센터에서 지방흡입 수술을 받고 나서 울퉁불퉁해진 부위에 카복시테라피를 시술했더니 피부의 울퉁불퉁한 부위가 개선되었고 시술 부위의 둘레가 더욱 감소하는 효과가 나타난 것이다. 이후 통증이 강한 편임에도 많은 다이어터들이 카복시테라피를 선호하는 이유는 시술 시간이 매우 짧고 시술 후 부작용이나 불편한 증상이 거의 없기 때문이다. 바쁜 직장인들의 경우 점심시간을 이용해 간단히 시술받을 수 있어 '런치테라피'라는 애칭으로도 불린다. 짧은 시술 후 바로 일상에 복귀할 수 있어 편리하다.

카복시테라피의
원리

인체에 무해한 의료용 이산화탄소를 피하 지방층에 주입해 체지방을 감소시키고 탄력을 증가시키는 시술이다. 카복시테라피가 울퉁불퉁한 피부 표면을 매끄럽게 만들고 시술 부위의 사이즈를 줄이는 원리는 간단하다. 이산화탄소가 시술 부위의 지방을 태워버리는 것이다. 아주 가느다란 주삿바늘로 피하 지방층에 이산화탄소를 주입하면 모세 혈관이 확장되어 순환하는 혈액량이 증가한다. 또 지방층 내 이산화탄소 농도의 증가는 지방층 내로 산소의 이동이 더 쉬워지는 효과가 있다. 지방이 산화되려면 산소가 반드시 필요하기 때문에 조직 내 산소 농도가 중요하다. 혈액 순환이 증가하면 조직 내에 공급되는 산소량이 많아지면서 지방을 잘 태울 수 있는 환경이 갖춰진다. 지방 분해 효과가 있는 유산소 운동의 원리와 동일하다. 또 주변의 혈관과 림프관이 확장되며 지방의 배출이 좋아져서 부분 비만이 개선되는 효과도 있다.

카복시테라피의 또 다른 장점은 바로 피부 탄력 개선 효과다. 카복시테라피 시술 후 피부층을 떼어내 전자 현미경으로 관찰하면 피하 지방만 줄어든 것이 아니라 콜라겐과 같은 탄력 섬유도 증가되었음을 확인할 수 있다. 이런 효과로 현재 카복시테라피는 출산 후 처진 복부나 튼살, 갑작스럽게 체중을 줄여 늘어진 군살 부위에 많이 시술한다. 또 지방흡입 수술이 불가능한 부위에도 시술할 수 있다는 장점이 있다.

약물을 주사하는 시술과 달리 가스를 몸속에 주입할 때 발생하는 압력으로 인해 피부 속에서 뻐근한 통증을 느끼게 된다. 하지만 통증은 가스가 주입되는 1~2분 이내로 끝나기 때문에 참을 만하며, 시술 도중에 가스 주입 부위를 마사지해주거나 핫팩 등을 올려 몸을 따뜻하게 해주면 통증이 한결 줄어드니 너무 걱정하지 않아도 된다.

시술 대상	• 복부와 허벅지, 팔뚝 등 넓은 부위의 체지방을 줄이면서 동시에 탄력 개선이 필요한 경우 • 결혼식이나 면접을 앞두고 얼굴이나 상체 등의 부위에 멍이 들지 않는 시술이 필요한 경우 • 수유부처럼 약물 투여를 할 수 없는 경우
시술의 장점	• 시술 시간이 매우 짧아 점심시간 등을 활용해 시술받을 수 있다. • 늘어진 피부의 탄력에 매우 효과적이다. • 시술 직후 바로 일상생활이 가능하며 샤워도 할 수 있다. • 시술 후 운동을 하면 아드레날린의 작용에 의해 지방 분해 효과가 더 높아질 수 있다.
주의 사항	• 가스 주입으로 시술 부위는 일시적으로 팽창하게 된다. • 시술 후 2~3일간은 시술 부위의 피부를 눌렀을 때 '뽀드득'거리는 기포감이 느껴질 수 있다. • 출혈, 멍은 없으나 운동을 많이 했을 때처럼 시술 부위가 뻐근할 수 있다. • 다른 주사 시술과 비교해서 통증이 강한 편이다.

3. 단단한 셀룰라이트를 파괴하는 메조테라피

시술 시간 5~10분

시술 주기 주 1회

시술 부위 복부, 허벅지, 엉덩이, 팔, 종아리 외

Case 1 5개월 만에 복부 둘레 16.3cm 감소

시술 부위 : 복부

관리 기간 : 5개월(지방 분해 주사, 메조테라피 시술)

사이즈 변화 : 96.8cm → 80.5cm *16.3cm 감소!*

체중 변화 : 81.4kg → 63.5kg *17.9kg 감소!*

* 365mc 비만클리닉 인천점 고객

Case 2 3개월 만에 허벅지 사이즈 5.8cm 감소

시술 부위 : 허벅지

관리 기간 : 3개월(메조테라피)

사이즈 변화 : 62cm → 56.2cm *5.8cm 감소!*

* 365mc 비만클리닉 일산점 고객

혈액 순환의 문제나 부종을 동반한 셀룰라이트 경우엔 지방을 분해하고 순환을 도와주는 메조테라피가 효과적이다. 진피층에 소량의 약물을 주입하여 비만 치료 효과를 유도하는 시술로, 비만뿐 아니라 피부 관리와 탈모, 관절염 같은 통증 치료에도 널리 사용되는 방법이다. 메조테라피는 피하 지방층에 약물을 주입하기 때문에 일반 주사에 비해 주삿바늘의 길이가 훨씬 짧다. 일반적인 주삿바늘의 길이가 11~15mm

인 반면, 메조테라피의 주삿바늘 길이는 4~6mm 정도다. 따라서 통증이 거의 없으며 치료를 원하는 부위에 골고루 정확하게 주사하기 때문에 소량의 약물로도 원하는 효과를 얻을 수 있어 비만 및 탈모, 관절염 등 다양한 부분에서 많이 활용되고 있다.

\\\\\

메조테라피의
원리

메조테라피는 다양한 약물을 혼합하여 지방 분해 효과를 더욱 높인 주사다. 비만클리닉에서 주로 사용하는 약물은 지방 세포를 활성화하는 약물, 혈액 순환과 림프 순환을 도와주는 약물, 세균 감염을 예방하기 위한 약물, 국소 마취제 등이 주성분이다. 이러한 약물을 혼합하여 피부의 진피층에 주입한다. 우리의 피부는 바깥층에서부터 크게 표피, 진피, 피하 조직으로 나뉘는데 메조테라피는 콜라겐과 엘라스틴이 존재하며 피부의 탄력에 관여하는 진피층에 약물을 주입하는 점이 독특하다. 보통 체형 교정 주사는 지방 세포가 위치하는 피하 지방층에 약물을 직접 투입해 약물이 효과를 발휘하는 정점을 빨리 앞당기기 때문에 주사를 맞아야 하는 주기도 더 짧아진다. 하지만 메조테라피는 피하 조직의 윗

부분인 진피층에 약물을 주입하기 때문에 피하 지방층에 서서히 흡수되어 체내 약물의 농도가 서서히 증가하게 된다. 약물이 효과를 발휘하는 정점 또한 길고 느리게 나타나기 때문에 다른 시술보다 효과가 오래 지속되며 주사를 맞는 주기 또한 길다.

소량의 약물을 사용해 서서히 흡수되기 때문에 전신에 미치는 부작용이 거의 없는 것 또한 장점이다. 약물의 혈중 농도가 낮기 때문에 자연스럽게 시술 후 손떨림, 발한, 메슥거림, 어지럼증과 같은 증상이 나타나지 않는다. 대부분의 지방 분해 약물은 교감신경계에 영향을 주기 때문에 앞서 말한 전신 증상들이 나타날 수 있다. 평소 약물에 대한 반응이 예민하거나 시술 후 전신 증상이 우려된다면 메조테라피를 선택하는 것이 현명한 방법일 수 있다.

메조테라피는 팔뚝, 등, 옆구리, 복부, 허벅지, 종아리 등 전신에 뭉쳐 있는 셀룰라이트를 해소하는 데 탁월한 효과가 있다. 하지만 시술의 성공을 좌우하는 것은 지방 분해 약물의 정확한 배합과 꼼꼼한 주입에 달렸다. 부작용이 적고 시술이 간단해 체형 관리실에서 메조테라피 시술을 겸하는 경우도 있는데, 사용하는 약물이 아무리 안전하다 하더라도 혼합 과정에서 화학적 변성이 있을 수 있고, 소독 등의 기본 과정이 제대로 지켜지지 않으면 감염의 우려도 있기 때문에 반드시 병원이나 의원과 같은 의료 기관에서 시술받는 것이 중요하다.

시술 대상	• 부종을 동반한 하체 비만이 고민인 경우 • 뭉쳐 있는 셀룰라이트를 제거하고 싶은 경우 • 바빠서 시술을 자주 받을 수 없는 경우
시술의 장점	• 통증이 거의 없다. • 소량의 약물을 사용하므로 전신 증상(메슥거림, 두근거림, 손떨림 등)이 거의 없다. • 약물의 효과 지속 기간이 긴 편이며 비만 치료 효과가 뛰어나다. • 병원에 자주 갈 필요가 없어 다른 치료에 비해 편리하다. • 약물이 흡수되는 5분이 지나면 바로 일상에 복귀할 수 있다.
주의 사항	• 샤워는 시술 후 4~5시간 뒤에 하는 것이 좋다. • 간혹 주사를 맞은 부위에 멍이 들거나 주삿바늘 자국이 1~2일 정도 남을 수 있다. • 사우나나 지나친 운동으로 땀을 흘리지 않도록 주의한다.

4. 지방·셀룰라이트를 파괴하는 고주파테라피

시술 시간 20~30분

시술 주기 주 1~2회

시술 부위 복부, 허벅지, 팔 등

Case 1 4주 만에 팔 둘레 1.9cm 감소

시술 부위 : 팔

관리 기간 : 1개월

사이즈 변화 : 35.1cm → 33.2cm *1.9cm 감소!*

체중 변화 : 66kg → 61.3kg *4.7kg 감소!*

* 365mc 비만클리닉 구로점 고객

고주파테라피는 쉽게 말해 열을 가하면 버터가 녹는 것과 같은 원리를 이용한 시술이다. 고주파가 우리 몸속에 심부열을 발생시켜 조직 내의 지방 세포 분해를 촉진하고, 피부 탄력을 증가시키는 일석이조의 효과를 얻을 수 있다. 시술 후 멍이나 주삿바늘 자국이 나지 않기 때문에 결혼식을 앞두고 웨딩드레스를 입어야 하는 신부의 팔이나 등 부위를 관리할 때도 좋다. 주사 시술에 대한 두려움이 있을 때 선택하는 시술이기도 하다. 또 얼굴 부분에 시술을 받았을 때 볼 살이나 턱 살 등의 지방을 줄이면서 탄력을 증가시켜 갸름한 얼굴선을 만들고 싶어 하는 여성들이 선호하는 시술이기도 하다.

RF 시스템의
원리

RF(고주파 : RadioFrequency) 시스템은 주사나 약물이 아닌 고주파를 이용해 지방을 감소시키는 시술로 '고주파테라피'라고도 부른다. 신체에 약한 전류를 흘려주면 우리 몸에서 전류에 대한 저항으로 발생하는 열이 지방층의 온도를 증가시켜 지방 분해를 촉진한다. 이러한 열 자극은 혈액 순환 개선에도 도움이 되어 분해된 지방의 배출도 원활해진다. 시술 후 콜라겐이나 엘라스틴 같은 피부 속 탄력 섬유가 증가하여 피부 탄력이 개선되는 효과도 있다. 몸매의 라인을 살려줄 뿐 아니라 피부 관리 효과도 함께 누릴 수 있는 것이다.

피부 속에 깊은 열이 가해지면 조직 내의 지방 세포가 활성화되면서 서로 충돌하는데 이 과정에서 지방 세포를 감싸고 있는 막이 약해진다. 이때 외부의 자극이 더해지면 지방 세포가 더욱 쉽게 분해된다. RF 시스템에 사용되는 기계는 '열'을 발생시키는 것이 중요한 요소이기 때문에 온도 상승 정도, 온도가 상승하는 조직의 깊이 정도, 원하는 지점에 열이 도달하는 정도에 따라 여러 종류로 나뉜다. 기계마다 효능과 효과도 조금씩 다르므로 시술 부위나 목적에 따라 그에 맞는 기계를 선택하는 것이 좋다.

고주파테라피는 조직의 온도를 상승시켜 혈관을 확장해 혈액 순환과 림프 순환을 개선하므로 하체의 부종 관리나 지방흡입 수술, 종아리 근육 퇴축 수술 등 수술 후의 부종 관리에도 활용된다. 지방흡입 수술로 울퉁불퉁해진 피부 표면을 매끄럽고 탄력 있게 가꿔주는 일등공신이기도 하다.

시술 대상	• 볼, 턱, 팔 안쪽의 늘어진 살 등 사이즈 감소와 함께 피부 탄력 개선이 필요한 경우 • 허벅지와 종아리 등 부종 관리가 함께 필요한 경우 • 복부와 허벅지 등 깊은 지방층의 지방 감소가 필요한 경우
시술의 장점	• 통증은 없는 편이며 근육이 이완되면서 시원하다는 느낌이 든다. • 시술 후 바로 일상생활이 가능하다. • 시술 전 물을 충분히 마시면 노폐물 배출 효과도 있다. • 약물이 흡수되는 5분이 지나면 바로 일상에 복귀할 수 있다.
주의 사항	• 샤워는 시술 후 4~5시간 뒤에 하는 것이 좋다. • 간혹 주사를 맞은 부위에 멍이 들거나 주삿바늘 자국이 1~2일 정도 남을 수 있다. • 사우나나 지나친 운동으로 땀을 흘리지 않도록 주의한다.

5. 눈 녹듯 지방이 사라지는 냉동지방파괴술

시술 시간 30~60분

시술 주기 45일 간격으로 2~3회 시술

시술 부위 등, 팔뚝, 아랫배, 허벅지, 옆구리, 윗배, 엉덩이

Case 1 3개월 만에 복부 둘레 8.2cm 감소

시술 부위 : 복부

관리 기간 : 3개월

사이즈 변화 : 82.4cm → 74cm *8.4cm 감소!*

* 365mc 비만클리닉 구로점 고객

최근 가장 핫한 시술로 떠오르며 클라투라고도 불리는 냉동지방파괴술에 대해 알아보자. 지방 조직이 다른 조직에 비해서 낮은 온도에 취약한 특징을 이용하여 줄이고자 하는 부위의 지방층을 영하 9도 상태로 만들어서 지방 세포만 선택적으로 줄여주는 시술이다. 주사를 맞는 시술이 아니라 전혀 흉터가 남지 않으며 통증이 적어 많은 다이어터들의 주목을 받고 있다. 마취를 하지 않고 시술 과정도 복잡하지 않아 바쁜 직장인들도 간단하게 짬을 내 시술 받을 수 있다. '비침습적 지방 감소'

를 사용 목적으로 식약처(KFDA)의 인증을 받아 안정성 또한 입증받았다. 복부, 러브핸들, 허벅지, 엉덩이, 팔뚝 등 부분적으로 살이 찐 부위에 효과적이다.

\\\\\

냉동지방파괴술의
원리

우리 몸속의 지방 세포가 낮은 온도에 장시간 노출되면 자연 분해되는 원리를 이용한 시술이다. 시술 과정에서 강력한 냉각 에너지를 접하게 되지만 피부, 신경, 혈관, 근육 등에 전혀 손상이 없어 안전하며 지방 세포만 선택적으로 제거하기 때문에 쉽게 빠지지 않는 국소 부위의 비만 치료에 효과적이다. 특히 체지방의 크기를 줄이는 것이 아니라 지방의 세포 수(개체 수)를 감소하는 시술로 인기가 많다.

냉동지방파괴술은 몸속의 지방을 얼리는 특수한 장치를 부착해 지방을 30~60분 동안 영하로 냉각시키는 방식이다. 낮은 온도에 노출된 지방 세포는 얼음 같은 결정으로 바뀌며 미세한 지방층염이 발생하고, 순환되는 혈액량이 줄어 자발적으로 세포가 사라지게 된다. 냉각 에너지로 파괴된 지방 세포는 지방층에 남아 있는 것이 아니라 소변이나 땀을 통해 몸 밖으로 자연스럽게 배출된다. 냉동 상태에 노출된 지방 세포가 일정한 기간에 거쳐 서서히 사멸하기 때문에 냉각 노출 후 지방층의 부피 감소는 3개월에 거쳐 서서히 진행된다.

시술 대상	• 쉽게 빠지지 않는 부분 비만이 고민인 경우 • 비만 치료 시술을 원하지만 통증이 두려운 경우 • 바빠서 시술을 자주 받을 수 없는 경우
시술의 장점	• 통증이 거의 없다. • 흉터가 없다. • 병원에 자주 갈 필요가 없어 다른 치료에 비해 편리하다. • 바로 일상생활이 가능하다.
주의 사항	• 시술 후 2시간 정도 시술받은 부위가 다소 붉고 욱신거리는 느낌이 들 수 있다. • 시술 부위에 멍이 들거나 따끔따끔하고 감각이 무뎌진 느낌이 생길 수 있으나 1~4주 이내에 자연스럽게 사라진다. • 피부 질환이 있거나 평소 피부가 약한 편이라면 시술 전 충분한 상담을 받아보는 것이 좋다.

1,000번의 다이어트, 한 번의 지방흡입 수술

많은 사람들이 '어제도, 오늘도, 내일도' 다이어트를 외치지만 실제로 드라마틱한 효과를 본 사람은 손에 꼽힐 정도다. 가망 없는 다이어트에 지친 사람들에게 지방흡입 수술은 현명한 대안이 될 수 있다. 고도 비만부터 부분 비만까지, 수많은 사람들이 선택했고 또 만족한 지방흡입 수술의 장점은 무엇인지 알아본다.

많은 사람들이 열광하는
지방흡입 수술의 매력

굶어서 뺀 살은 금방 다시 찐다. 운동으로 모델 같은 몸매를 만들려면 하루 6시간은 투자해야 한다. 물론 식이 요법도 함께 해야 한다. 하지만 그렇게 살을 뺀다고 해서 우리가 원하는 몸매에 도달할 수 있을까? 힘들게 식사량을 줄이고 운동을 해서 체중 감량에 성공해도 얼굴 살이 급격히 빠져 늙어 보이거나 그나마 자신 있던 가슴 사이즈가 줄고, 절실하게 빼고 싶던 팔뚝과 허벅지는 그대로일지 모른다.

　영국의 경제주간지 《이코노미스트》는 2014년 1월, 흥미로운 통계를 내놓았다. 바로 전 세계에서 절개 과정이 있는 성형 수술 중 가장 인기 있는 것이 '지방흡입 수술(19.9%)'이라는 것이다. 이런 주장은 한국에서 진행된 조사에서도 마찬가지다. 피부·제모 시술을 제외하면, '지방흡입 수술'이 가장 많이 시행된다는 결과가 나왔다. 너무 흔해 수술이라고 생각하지도 않게 된 쌍꺼풀 수술과 코 성형 수술이 가장 많이 시행될 것이라고 생각한 사람들의 생각을 뒤엎는 결과다. 국제미용성형외과협회(ISAPS)의 2011년 세계 성형 통계 자료를 보면 한국은 당시 인구 77명당 1명꼴로 성형 수술을 받는 성형 1위국이었다. 놀랍게도 이 조사에서도 가장 많이 시행되는 성형은 역시 지방흡입 수술이었다.

많은 사람들이 타고난 얼굴은 어쩔 수 없지만 몸매는 '자기 관리'로 좌지우지할 수 있다고 생각한다. 뚱뚱한 사람들은 그들의 속사정이 어떻든 '자기 관리도 제대로 못 하는 나태한 사람'으로 여겨진다. 하지만 몸매 관리는 말처럼 쉬운 일이 아니다. 먹고 싶은 음식을 참고 운동을 혹독하게 하더라도 노력에 비해 결과가 미미한 경우가 수두룩하기 때문이다.

365mc 비만클리닉에서 시행하는 지방흡입 수술은 매년 30%대의 증가율을 보인다. 예전엔 병원을 찾는 고객이 주로 20~30대 미혼 여성이었지만 요즘엔 출산 후 과체중이 된 아이 엄마부터 볼록한 뱃살로 고민하는 남성, 뛰어난 의술을 가진 한국으로 수술을 받기 위해 찾아온 외국인 환자 등 전 연령대의 다양한 사람들로 확장되고 있다.

그렇다면 이들을 사로잡은 지방흡입 수술의 매력은 무엇일까? 주사 시술이나 다른 비만 치료 방법보다 전신 마취나 절개 등의 압박이 있음에도 불구하고 꾸준하게 지방흡입 수술을 선택하는 사람들이 입을 모아 칭찬하는 이유는 바로 '단기간에 뚜렷한 결과를 얻을 수 있다'는 점이다.

1974년 이탈리아에서 개발된 지방흡입 수술은 1990년대 초반부터 국내에 본격적으로 도입되었다. 비교적 안전하며 식사량을 줄이거나 무리한 운동을 하지 않고도 단시간에 원하는 부위의 사이즈를 줄일 수 있는 수술에 사람들이 열광하는 것은 어찌 보면 당연한 일이다.

지방흡입 수술에 대해 사람들의 가장 큰 오해는 수술을 하고 난 뒤의 체중 감소에 관한 부분이다. 지방은 크기에 비해 무게는 가볍다. 때문에 아랫배에서 3,000cc의 지방을 빼냈다 하더라도 무게는 고작 1kg 정도뿐이다. 하지만 몸매의 라인은 단순히 체중으로만 계산할 수는 없다. 지방 1kg이 빠져나간 부위의 사이즈는 20kg 이상을 감량한 '사이즈 감소 효과'가 나타나기 때문이다. 잘 생각해 보면 다이어트는 단순히 체중을 줄이기 위한 것이 아니다. 결국은 사이즈의 문제다.

고도 비만도 표준 체형도 모두 만족하는 지방흡입 수술

그렇기 때문에 고도 비만과 표준 체형의 부분 비만 환자를 모두 만족시키는 방법이 바로 지방흡입 수술이다. 식탐이 강하고 운동을 할 만큼의 기초 체력이 부족한 고도 비만 환자들이 단기간 내에 드라마틱한 다이어트에 성공하기란 쉽지 않다. 또 모질게 마음을 먹고 다이어트를 시작해도 영양소가 부족해져 탈모가 생기거나 무리한 운동으로 인한 근육통과 피로, 부상 등에 시달리게 된다. 더 나아가 평생 다이어트를 지속하지 못할 경우 요요 현상과도 맞닥뜨리게 된다.

표준 체형을 가진 사람들도 고작 3~5kg을 더 빼는 것이 평생의 숙제다. 운동도 하고, 식사량도 제한해 보지만 살은 빠지지 않았을 것이다. 그리고 배, 팔뚝, 허벅지, 종아리 등 자신만의 고민 부위는 한 번도 만족할 만한 효과를 보지 못하는 것이 다이어터들의 현실이다.

지방흡입 수술은 이들 모두를 만족시키는 해답이 되어준다. 일시적인 체중 감량이 아니라 지방 세포를 없애 근본적으로 비만을 해결하기 때문이다. 그렇기 때문에 힘든 운동이나 독한 식이 요법 없이도 단기간에 놀라운 효과를 나타낸다. 부분 비만이 고민인 사람들에게도 다른 부작용 없이 원하는 부위의 지방을 골라서 제거할 수 있어 평생의 고민을 단번에 해결해주는 것이 바로 지방흡입 수술의 가장 큰 장점이자 인기의 비결이다.

팔뚝, 뱃살, 허벅지, 종아리, 얼굴까지!

원하는 부위만 골라 빼는 지방흡입 수술

당장 운동을 시작할 체력이 없는 고도 비만 환자도, 평생 숙제처럼 따라다니던 부분 비만에 고민하던 환자도 지방흡입 수술로 평생 꿈 꾸던 예쁜 몸매를 단번에 가질 수 있다. 뱃살부터 얼굴까지, 안 되는 곳 없는 지방흡입 수술의 확실한 효과를 얻은 사례들을 소개한다.

당당하게 배꼽을 드러내자,
매끈한 복부

살이 찌면 가장 먼저 나오기 시작하는 복부. 아랫배에 살이 찌기 시작하면 함께 불러오기 시작하는 윗배와 두루뭉술하게 살이 붙는 옆구리까지 더해져 순식간에 항아리 몸매가 된다.

날씬한 사람도 고민이 많은 복부의 지방은 다른 부위에 비해 수술이 비교적 간단하다. 허벅지나 팔 같은 원통형 부위는 360도로 회전하며 지방흡입을 해야 하기 때문에 수술 난이도가 높은 반면 복부는 평면인데다 절개 부위가 2~3개 정도라서 다른 부위에 비해 지방을 뽑아내는 게 그리 어렵지 않기 때문이다.

하지만 결과 예측이 가장 어려운 곳이 복부이기도 하다. 팔뚝이나 허벅지와 같은 다른 부위는 수술 전 예상과 실제 경과에 큰 오차가 없는 데 반해 복부는 수술 부위가 워낙 넓고 탄력이 떨어져 결과를 예측하기 힘든 것이다. 개인차에 따라 복부의 탄력이 약하면 지방흡입 수술을 받고 나서 수축이 제대로 안 되어 지방이 빠져나온 만큼 사이즈가 줄지 않을 수도 있고, 뭉침이 심하거나 유착이 오래갈 수도 있다.

그렇기 때문에 복부는 단순히 지방을 없애는 것만으로 문제가 해결되지 않는다. 과도하게 축적된 지방을 줄여 배를 매끈하게 만들고 옆구리에 덕지덕지 붙어 있는 군살과 러브핸들까지 없애 잘록한 허리 라인을 만들어야 제대로 된 복부 지방흡입 수술이라고 할 수 있다. 또한 남성의 경우 근육의 라인을 살리며 지방을 빼는 것이 핵심이다. 지방은 빼고 근육은 살리며 남성미 넘치는 탄탄한 복부를 디자인해야 한다.

Case 1 만삭처럼 볼록한 배를 납작하게 바꾸다

"원래 키 172cm에 몸무게 48kg, 옷은 44 사이즈만 입었어요. 평생 날씬하다는 이야기만 들어왔죠. 그런데 20대 중반에 접어들면서 조금씩 살이 찌기 시작해 2년 사이에 77 사이즈를 입게 됐어요. 체중이 26kg가량 불어나니 대인기피증까지 생기더라고요. 다른 부위도 고민이긴 했지만 가장 문제가 시급한 부위는 복부였어요. 출산을 앞둔 임산부처럼 만삭에 가까운 뱃살을 해결하기 위해 고민 끝에 윗배와 아랫배 지방을 중심으로 지방흡입 수술을 받았죠. 수술한 지 한 달, 배의 변화가 확실하게 나타나기 시작했을 때가 가장 기쁜 순간이었어요. 복부의 사이즈는 16cm 줄었고, 배는 거의 일자에 가까운 평평한 라인으로 바뀌었어요. 브래지어 사이로 보기 싫게 빠져나오던 등의 군살도 매끈하게 자리 잡고 체중도 11.2kg이나 빠졌답니다. 자신 있던 예전의 제 모습으로 돌아온 것 같아 정말 기뻐요."

최미소(28세)

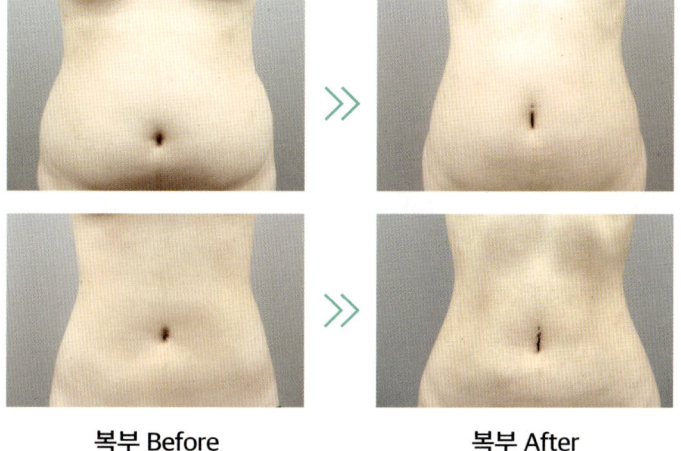

복부 Before   복부 After

Case 2 산후 비만으로 처진 배의 탄력을 되찾다

"아가씨 때는 사람들에게 '한 몸매 한다'는 이야기를 많이 들었어요. 162cm에 48kg, 체질량 지수는 18.32였죠. 누가 봐도 예쁜 몸매를 갖고 있었어요. 하지만 임신과 출산을 거치면서 통나무 같은 몸매로 바뀌고 말았어요. 임신 중에는 아이 건강을 위해 체중이 늘어도 그러려니 했는데, 출산 후 무리하게 다이어트를 하면서 몇 차례의 요요를 겪고 나니 아무리 노력해도 예전 몸매로 돌아가질 않더라고요. 62kg 까지 살이 찌면서 걸어 다니는 게 아니라 굴러다니는 것 같은 느낌이었죠. 오랜만에 만난 사람들은 둘째를 가졌냐고 물을 정도였어요. 특히 배가 탄력을 잃고 처진 게 가장 속상했죠. 아직 30대 초반인데 자기 관리 못하는 아줌마가 되어 버린 것 같아 더 속상했어요. 결국 남편과 상의 후 복부에 지방흡입 수술을 받게 됐어요. 수술 후 한 달 반 정도가 지나자 복부 사이즈가 92.8cm에서 82.5cm로 총 10.3cm나 줄었어요. 볼품없이 늘어졌던 아랫배에는 탄력이 붙어 일자로 변했고요. 아직까지 약간 울퉁불퉁한 피부는 뭉친 지방이 풀리면 매끄러워지면서 탄력도 더 생긴다고 하더라고요. 예전의 몸매로 돌아갈 생각을 하니 힘들기만 했던 집안일과 육아도 즐겁게만 느껴지네요."

송지나(33세)

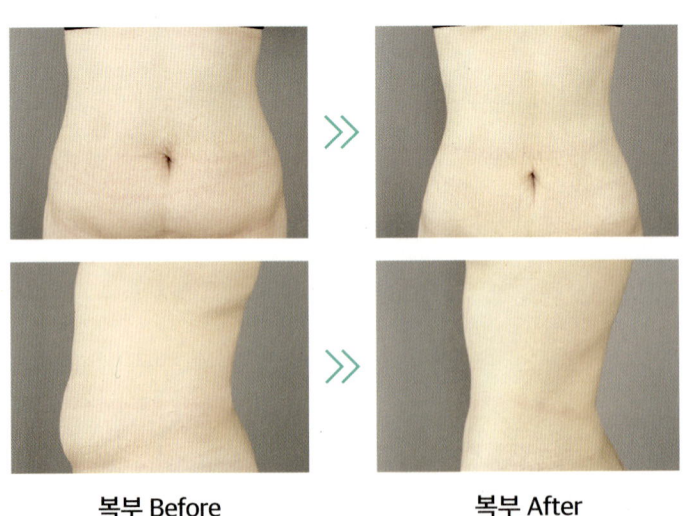

복부 Before   복부 After

미니스커트도 당당하게 입자!
꿀벅지

미니스커트와 스키니 진, 레깅스, H라인스커트. 타이트한 옷을 입었을 때의 우리 몸의 라인이 어떤지 떠올려보자. '옷태'를 좌우하는 것은 의외로 허벅지 라인이다. 가늘고 탄력 있는 허벅지는 애플힙과 날씬한 종아리가 눈에 들어오지 않을 정도로 매력적으로 보인다.

운동은 오히려 허벅지 근육을 단단하게 키워 사이즈를 늘리는 경우가 많고, 힘겹게 다이어트를 해도 가장 마지막에 살이 빠지는 부위가 바로 허벅지다. 허벅지 살이 잘 안 빠지는 이유는 허벅지에 지방 분해를 억제하는 알파-2(α2) 수용체가 많기 때문이다. 그렇기에 웬만한 노력으로는 허벅지 살을 빼기도 쉽지 않고, 단단하게 자리 잡은 셀룰라이트를 분해하기도 불가능하다.

허벅지는 날씬하게 만드는 것도 중요하지만 안쪽과 바깥쪽의 라인을 매끄럽게 다듬으면서 엉덩이부터 다리까지 연결되는 라인을 자연스럽게 디자인해야 한다. 하지만 허벅지 비만의 유형은 복부 비만의 유형만큼이나 다양한 것이 문제다. 바깥에 살이 붙어 승마바지를 입은 것 같은 모양, 코끼리처럼 전체적으로 뚱뚱한 모양, 허벅지 안쪽이 흉하게 늘어난 모양 등 문제 유형이 다양하다.

그렇기 때문에 허벅지 라인을 완벽하게 만들려면 앞뒤, 안쪽, 바깥쪽, 옆은 물론 엉덩이 라인과 무릎 부위까지 이어지는 라인의 전체적인 조화를 고려해야 한다. 개인차는 있지만 일반적으로 지방흡입 수술로 줄일 수 있는 사이즈는 대략 5~10cm 정도다. 하지만 무조건 사이즈를 줄이기 위해 지방을 많이 빼내면 허벅지가 볼품없고 어색해 보일 수 있으므로 전체적인 라인과 균형을 고려해야만 걸그룹 같은 꿀벅지를 만들 수 있다.

Case 1 코끼리 허벅지에서 걸그룹 꿀벅지로 인생역전!

"저는 전형적인 하체 비만이었어요. 특히 허벅지가 너무 두꺼워서 한 번도 핫팬츠나 미니스커트를 입어본 적이 없었죠. 하지만 예쁜 옷을 못 입어서 지방흡입을 해야겠다고 결심한 것은 아니에요. 가장 큰 이유는 걸을 때마다 허벅지 안쪽이 쓸려서 불편했기 때문이죠. 여름에는 땀도 많이 나고 허벅지끼리 쓸리며 상처가 나기도 했거든요. 고민 끝에 허벅지 지방흡입 수술을 받았고 양쪽 허벅지에서 총 2,000cc의 지방을 뽑았어요. 결과는 아주 만족스러웠죠. 지방흡입 수술 전 62cm에 달했던 허벅지는 56cm가 되어서 6cm가 줄었는데 정말 드라마틱하게 변화했어요. 엉덩이 라인도 함께 흡입해 펑퍼짐했던 엉덩이도 슬림하고 탄력 있게 업되었답니다. 그 결과 지금은 걸그룹 못지 않은 뒤태를 자랑하게 됐어요. 현재 부기는 80% 정도 가라앉은 상태인데 앞으로 사이즈가 더 감소할 것이라는 이야기에 매일매일 꿈같이 즐거워요."

조혜선(28세)

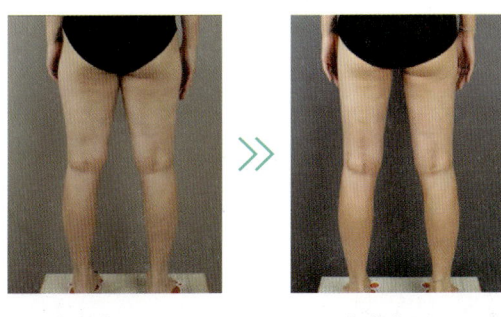

허벅지 Before   허벅지 After

Case 2 지긋지긋한 허벅지 셀룰라이트와 이별하다

"친구가 제 몸매를 보고는 마치 상체와 하체를 합성해 놓은 것 같다는 이야기를 해서 충격이 정말 컸어요. 비교적 상체가 날씬한 편인데 그래서인지 울퉁불퉁한 셀룰라이트가 딱딱하게 뭉쳐 있는 허벅지가 더욱 도드라져 보였거든요. 공중 목욕탕이나 수영장처럼 허벅지를 노출해야 하는 곳에 가는 것은 꿈도 꾸지 못했어요. 하지만 지방흡입 수술을 받고 제 인생이 달라졌어요. 위아래가 따로 논다는 이야기는 이제 남의 이야기가 됐죠. 단단하게 자리 잡은 허벅지의 셀룰라이트가 완벽에 가깝게 사라지고 덕분에 목욕탕도 자신 있게 갈 수 있게 됐어요. 몸무게가 많이 줄지 않았는데도 사람들이 허벅지의 변화를 보고 살이 많이 빠졌다고, 예쁘다고 칭찬을 해줘요. 엉덩이 라인까지도 매끄럽게 잡아주는 걸 보니 전에 없던 다이어트 의지도 더욱 굳건하게 생기더라고요. 제2의 인생을 살게 해준 지방흡입 수술, 정말 고마워요."

도주은(31세)

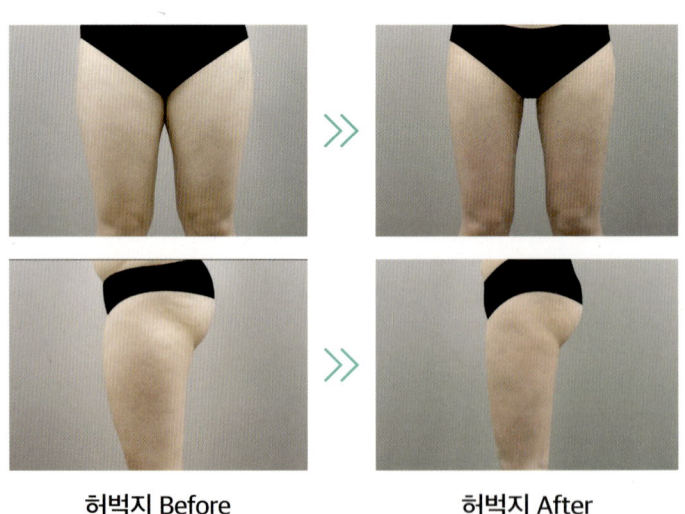

<table>
<tr><td>허벅지 Before</td><td>허벅지 After</td></tr>
</table>

여배우처럼
가녀린 팔뚝 라인

팔이나 등과 같은 상체에 살이 찌면 아무리 옷으로 가려도 답답하고 둔해 보이는 인상을 준다. 하체보다 더 눈에 잘 띄기 때문이다. 상체 비만 중에서도 여성들이 가장 많이 고민하는 부위가 바로 팔뚝이다. 특히 팔은 지방 세포를 둘러싸고 있는 섬유질 막이 다른 부위에 비해 단단하게 지방 조직을 붙잡고 있어서 단순히 운동이나 식이 조절만으로는 예쁜 라인을 만들기 힘들다. 팔 역시 허벅지만큼이나 살이 잘 빠지지 않기 때문에 지방흡입 수술이 가장 효과적인 방법이다.

한여름, 당당하게 민소매 한번 입을 수 없는 여성들의 고통은 겪어보지 않으면 이해하기 힘들다. 그래서인지 지방흡입 수술 후 효과가 가장 크게 나타나고 환자들의 만족도 또한 높은 부위가 바로 팔이다.

고작 100~200cc 정도의 지방만 빼도 팔의 라인은 확 살아난다. 팔에는 지방도 많지만 근육 또한 많이 있어서 지방흡입 수술로 원하는 효과를 얻을 수 있을지 걱정하는 경우가 많지만 운동선수가 아닌 이상, 대부분 단단한 근육에 상관없이 드라마틱한 결과를 얻을 수 있다. 또 팔에 살이 많을수록 지방흡입 수술을 받고 나서 팔이 힘없이 축 늘어질까봐 걱정하는데, 지방흡입 수술을 받고 나면 늘어진 살이 위로 올라가

붙는다. 지방의 무게 때문에 처졌던 살들이 가벼워지며 탄력이 생기기 때문이다.

팔에서 지방을 많이 빼 두꺼운 팔을 가늘게 만드는 것도 중요하지만 자연스러운 곡선을 유지하면서 옆으로 튀어나온 살들을 정리하고, 등에서 팔과 연결되는 겨드랑이 라인의 뒷볼록 살과 가슴 쪽 겨드랑이 라인의 앞볼록 살까지 꼼꼼하게 신경 써야 한다.

팔은 회복 기간도 짧고 빠르면 수술 다음 날부터 사이즈가 확 줄어 보인다는 특징이 있다. 다른 부위에 비해 지방 흡입량이 적으니 그만큼 회복도 빠르고 부기나 뭉침도 덜하기 때문이다. 보통 팔은 한 달 이내에 최종 결과의 60~70% 정도 효과를 보게 되고, 두 달 후면 거의 100%에 가까운 목표를 달성한다.

Case 1 평생 한 번뿐인 날, 웨딩드레스의 맵시를 살리다

"결혼을 앞두고 준비하는 시기가 인생에서 가장 행복한 때잖아요. 그런데 저는 웨딩 촬영 날짜가 다가올수록 초조하기만 했어요. 지난해부터 살이 찌기 시작해 결혼식을 앞두고는 7~8kg이 늘었으니까요. 특히 웨딩드레스를 입어보고 난 뒤 좌절감이 더 심해졌죠. 사랑스러운 웨딩드레스 위로 고스란히 드러난 저의 팔뚝이 문제였어요. 다른 부위야 드레스로 감추고, 바짝 다이어트를 한다고 해도 팔뚝은 그게

안 되잖아요. 결국 2주를 고민한 끝에 지방흡입 수술을 받았고 결과는 기대 이상이었죠. 37cm였던 오른팔은 28.5cm로, 36.5cm였던 왼팔은 28cm로 줄었어요. 지방흡입 수술을 계기로 다이어트도 열심히 했더니 체중도 7.7kg 정도 감량했죠. 지방흡입 수술을 받기 전에는 친구가 '도저히 드레스 못 입겠다. 턱시도 입고 결혼해'라는 말까지 했었는데 웨딩 촬영 날 누구보다 예쁜 신부가 될 수 있었어요."

송아영(28세)

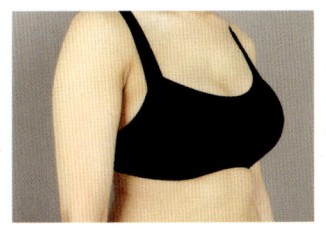
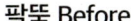
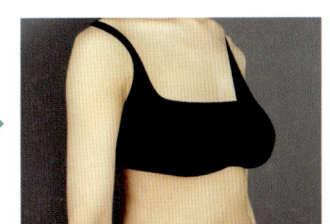

팔뚝 Before   팔뚝 After

Case 2 징그러운 날개 살과 영원히 이별하다

"저는 어릴 때부터 통통하다는 이야기를 많이 들었어요. 그래도 나름 뚱뚱하지는 않다고 생각하고 지냈는데, 30대에 접어들면서 급격히 살이 찌기 시작했죠. 무엇보다 팔뚝이 굵어지면서 탄력 없이 축 늘어져 거울을 볼 때마다 속상했어요. 거기다 부모님이 '팔뚝만 보면 소도 때려 잡겠다'며 살찐 저를 다그치는 통에 더욱 화가 났죠. 결혼은 포기했냐는 이야기에 서러운 마음이 들어 다이어트를 시작했어요. 하지만 의지가 약해서인지 매번 실패했고, 결국 지방흡입 수술을 선택하게 됐어요. 마음 같아서는 모든 부위에 수술받고 싶었지만 가장 골칫거리였던 팔만 받기로 했죠. 변화는 놀라웠어요. 보통 지방흡입 수술을 받으면 부기 때문에 바로 사이즈가 줄지 않는다는데 저는 일주일이 지나면서부터 사이즈가 줄기 시작하고 한 달 만에 5cm 정도가 줄었거든요. 수술을 받기 전에 35cm였던 팔이 두 달 후에는 28.5cm가 됐어요. 팔뚝 사이즈가 많이 줄어든 것도 좋았지만 무엇보다 탄력 없이 처져 있던 날개 살이 사라져서 신기하고 기뻤죠. 왜 진작 지방흡입 수술을 받지 않았을까 후회가 될 정도였어요."

홍지희(31세)

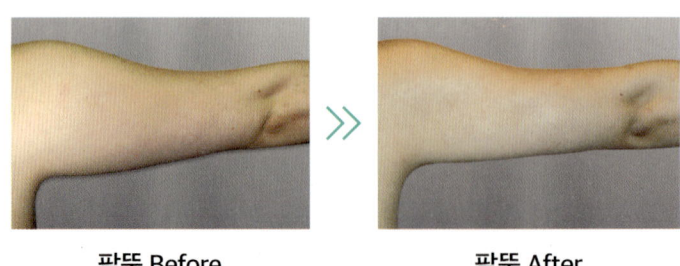

팔뚝 Before   팔뚝 After

걸그룹처럼 곧고 예쁜 종아리

한국 여성들 중 상당수가 종아리에 대한 콤플렉스로 미니스커트나 숏팬츠를 입지 않는다. 겨울에는 부츠로 가리고 여름에는 아무리 더워도 스키니 진을 고수하며 종아리를 가린다. 입기만 하면 사이즈가 줄어든다는 압박 스타킹을 신어 봐도 마찬가지인 두꺼운 종아리, 예쁜 종아리는 영원히 포기해야 할까?

여성미의 상징이기도 한 예쁜 종아리에 대한 기준은 상당히 까다롭다. 단순히 가늘기만 하다고 능사가 아닌 것이다. 무릎 아래의 라인은 일자이면서 종아리 부분은 적당히 도톰해야 한다. 발목으로 내려가면서 점점 좁아져 발목이 가늘어야 여성스러우면서도 섹시한 종아리라고 할 수 있다.

하지만 종아리는 원래부터 지방이 많지 않은 부위라 웬만해서는 수술로도 사이즈가 줄지 않는다. 지방층이 얇고 근육과 뼈가 대부분을 차지하고 있어서 보통 사이즈가 줄면 2~3cm 정도이고 많이 줄어든 케이스도 5cm를 넘기기 어렵다.

그렇다 하더라도 희망을 버리진 말자. 종아리 지방흡입 수술은 다른 부위처럼 드라마틱한 변화를 느끼기에는 부족하지만 충분히 예쁜 종아리 라인을 만들 수 있다. 종아리는 허벅지나 팔뚝처럼 일자로 라인을 만드는 것이 아니고 과하지도 모자라지도 않은 곡선을 유지해야 한다. 사이즈를 줄이는 것보다 전체적으로 곡선을 이루는 라인이 중요하기 때문이다. 다리가 조금 굵더라도 허벅지에서 발목에 이르는 라인이 최대한 자연스럽고 예쁘면 각선미는 충분히 살아난다.

Case 1 조선무 같은 종아리와 이별하고 미니스커트를 입다

"20대 초반이면 한참 멋을 낼 나이잖아요. 그런데 저는 종아리 때문에 한 번도 핫팬츠나 미니스커트를 입어보지 못했어요. 몸이 전체적으로 뚱뚱하지도 않은데 유난히 종아리만 튼튼하거든요. 가끔 여성스러운 스커트가 입고 싶을 때는 '월남치마' 스타일의 긴 치마만 찾아서 입었어요. 또래 친구들처럼 발랄한 스타일을 연출하고 싶어도 종아리 때문에 차마 그럴 수가 없었어요. 서러움에 지방흡입 수술을 받았죠. 수술 전에는 마취에 대한 두려움과 종아리가 울퉁불퉁해지면 어쩌나 걱정을 많이 했어요. 하지만 수술을 받고 6개월이 지난 지금은 잘했다는 생각이 절로 들어요. 남자 다리 같았던 튼실한 종아리는 사라졌고, 걸그룹 못지않은 날씬한 종아리 덕분에 요즘에는 '하의 실종' 패션만 고수하고 있죠."

신수미(24세)

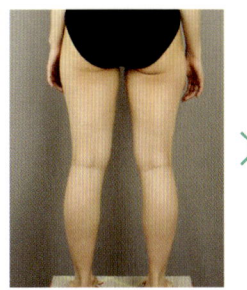 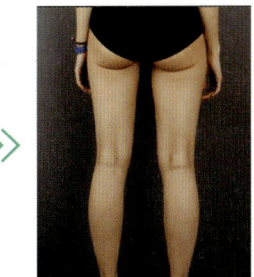

종아리 Before   종아리 After

Case 2 역도 선수 같던 타조알을 빼고 여성스럽게 바뀌다

"타조알만한 근육을 줄이려고 맥주병으로 마사지하는 것부터 안 해본 게 없어요. 게다가 종아리를 날씬하게 만들어준다는 시술이란 시술은 다 받았죠. 결국 최후의 방법이라 생각하고 지방흡입 수술과 종아리 알을 제거하는 수술을 받았어요. 수술 다음 날은 정말 힘들었어요. 종아리가 퉁퉁 부어서 수술 전보다 굵어졌죠. 그런데 많이 걸을수록 부기가 빨리 빠진대서 하루에 30분씩 꼭 걸었어요. 일주일이 지나자 부기가 빠지면서 종아리 라인이 드러나기 시작했어요. 수술 후 5주가 됐을 때 재어 보았더니 둘레가 2cm 정도 줄었더라고요. 사이즈 변화가 큰 편은 아니었지만 타조알은 확실히 사라졌고 울퉁불퉁하던 라인도 매끄럽게 바뀌었어요. 학교 다닐 때도 바지를 입었던 제가 이제는 치마만 입어요!"

남우선(25세)

효과 없는 다이어트에 지친 사람들을 위해 등장한 람스. 그러나 아직까지 일반적인 지방흡입 수술이나 다른 지방 분해 주사들과 무엇이 다른지, 어떤 사람이 받으면 더욱 효과가 좋은지 잘 알려져 있지는 않다. 람스의 자세한 원리와 과정, 생생한 Q&A 등을 통해 수많은 다이어터들이 람스를 선택한 이유에 대해 알아보자.

3

대세는 햄스터!

스 마 트 한 다 이 어 터 들 의 선 택

람스 LAMS

아직도 치열한 식이 요법과 운동을 하고, 반복되는 요요를 겪으며 실
패하는 다이어트를 하고 있지는 않은가? 그렇다면 이번 파트를 눈여
겨보자. 지겨운 다이어트에 성공한 스마트한 다이어터들의 비법은
바로 람스였다. 비만 치료 10여 년의 역사와 차별화된 노하우를 바탕
으로 365mc 비만클리닉에서 독자적으로 개발한 람스는 수술과 시술
의 장점만을 결합한 완전히 새로운 시술 방법을 통해 다이어트의 새
로운 국면을 보여준다.

수술과 시술의 장점만 합친
람스!

아무리 다이어트를 열심히 해도 도무지 내가 원하는 부분의 살은 빠지지 않는다고 고민하고 있지는 않은지, 딱 3kg만 빠지면 예쁠 것 같아서 다이어트를 시작했는데 허벅지와 뱃살은 그대로 남아 있고 원치 않던 가슴 사이즈만 줄어들지는 않았는지, 또 오랜 다이어트로 지쳐 사람들에게 폭삭 늙어 보인다는 이야기를 들어본 적이 있는지 생각해 보자. 람스는 이처럼 국소 부위의 비만으로 고민하는 사람부터 전체적으로 뛰어난 체중 감량을 원하는 사람 모두에게 도움이 되는 새로운 '다이어트 가이드'가 되어줄 것이다.

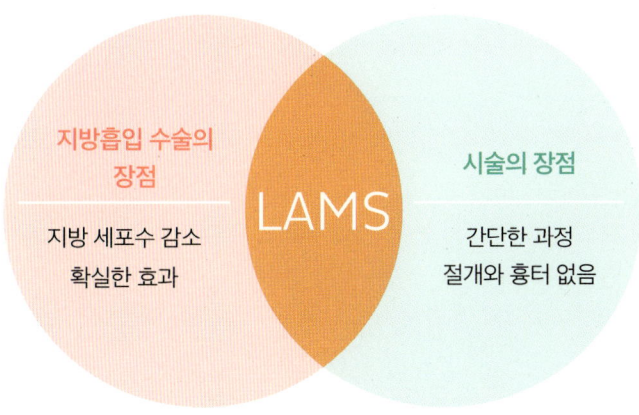

람스(LAMS)는 'Local Anesthetic Minimal-invasive lipo-Suction'의 약자로 2003년 개원 이래 비만 치료로만 약 10여 년 이상의 역사를 가진 365mc 비만클리닉에서 시술과 수술의 장점만을 각각 결합하여 자체 개발한 신개념 지방 세포 제거 시술이다. 손바닥만한 부위에도 시술이 가능하며 먼저 지방을 추출한 뒤 그 부위에 강력한 지방 분해 용액을 주입하여 남아 있는 지방의 배출까지도 돕는 치료 방법이다. 특히 365mc 비만클리닉만의 독자적인 흡입 주사기를 이용하여 단단한 셀룰라이트 조직을 부수고 긁어내 체지방을 직접 뽑아내는 것이 최대 장점이다. 시술처럼 편안하고, 효과는 지방흡입 수술처럼 뛰어나다.

단단한 셀룰라이트 덩어리를 깨주는

람스의 원리

아무리 모질게 다이어트를 해도 효과가 적은 이유는 단단하게 뭉쳐진 지방 덩어리를 체내에서 직접 제거하는 데에 한계가 있기 때문이다. 그에 반해 람스는 단단한 지방 덩어리를 분해해 몸속에서 직접 뽑아내기 때문에 지방 세포를 즉시 줄여주고, 지방 분해 용액을 주입해서 또 한 번 지방을 분해한다. 완벽한 시스템으로 몸속의 셀룰라이트 덩어리들과 이별하도록 돕는 365mc 람스센터만의 놀라운 원리를 소개한다.

오렌지 실험으로 쉽게 이해하는
람스의 원리

람스가 체내에서 지방을 흡입하는 원리는 오렌지를 이용한 실험을 통해 좀 더 쉽게 이해할 수 있다. 일반 주사기와 람스 주사기를 이용해 각각 오렌지의 과즙을 어떻게 뽑아내는지 알아보는 실험으로, 일반 주사기를 이용할 경우 오렌지의 과즙이 전혀 뽑혀 나오지 않는 것을 눈으로 확인할 수 있다. 반면 람스의 주사기를 이용하면 오렌지의 과즙과 덩어리들이 손쉽게 추출된다.

오렌지의 과즙과 알갱이가 뽑혀져나오는 비밀은 바로 터널링에 있다. 오렌지는 겉으로 보기에는 하나의 덩어리를 이루고 있는 것처럼 보이지만 사실은 속껍질로 싸인 여러 개의 덩어리로 이루어져 있다. 그렇기 때문에 일반적인 주사기를 이용해 과즙을 뽑아낼 경우 단단하게 뭉친 덩어리들이 빨려 나오지 못한다. 그러나 람스의 주사기는 얇은 관을 이용해 오렌지의 속껍질들을 깨주는 '터널링' 과정을 거치기 때문에 손쉽게 과즙과 과육을 뽑아낼 수 있다.

사람 몸속의 지방도 오렌지와 비슷하다. 오렌지의 속껍질처럼 단단하게 덩어리를 이루고 있는 셀룰라이트 조직에 특수한 주사기를 이용해서 물리적인 방법으로 배출 터널을 생성하는 과정 즉 터널링이 바로

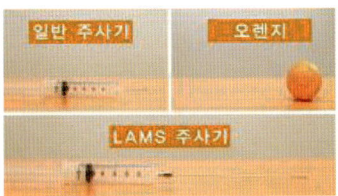

오렌지 실험을 위한 준비물

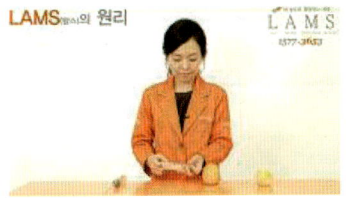

일반 주사기로 오렌지의 과즙을 뽑아내는
모습

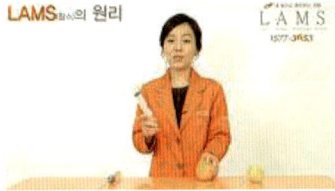

과즙을 전혀 뽑아내지 못한 일반 주사기

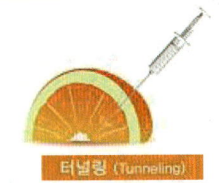

오렌지 실험으로 보는 람스의 터널링 과정

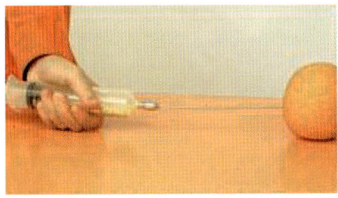

람스 주사기로 오렌지의 속을 골고루 뚫는
터널링하는 모습

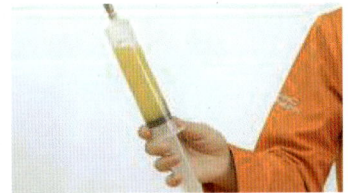

오렌지의 과즙과 알갱이가 뽑혀나온 모습

람스의 원리

람스의 특별한 비결이다. 이렇게 단단하게 뭉친 셀룰라이트 조직을 깨
주면 지방을 직접적으로 빼낼 수 있어 '시술'임에도 '지방흡입 수술'의
효과를 낸다.

　게다가 지방이 빠져나온 부위에 365mc 비만클리닉에서 개발한 특

수 지방 분해 용액을 주입하는데 이는 직접적으로 몸속의 지방을 분해해 좀 더 빠른 효과를 낸다. 이처럼 람스는 지방흡입 수술의 장점과 지방 분해 주사의 장점만을 모아 안전하고 간편하게 놀라운 효과를 볼 수 있다.

람스 시술 단계

Step 1. 터널링(Tunneling)
셀룰라이트 조직을 긁어내는 물리적인 방법으로 지방이 배출될 터널을 생성한다.

Step 2. 지방 추출(Suction)
피부 깊은 부위에 자리하고 있는 지방을 흡입 주사기를 통해 해당 부위에서 단숨에 뽑아낸다.

Step 3. 특수 지방 분해 용액 주입
365mc 비만클리닉만의 노하우로 개발한 특수 지방 분해 용액을 지방을 빼낸 부위에 다량 주입해서 주변 지방층을 추가로 용해한다.

Step 4. 추출된 지방 확인
몸속에서 뽑아낸 지방을 즉석에서 눈으로 직접 확인할 수 있다.

Step 5. 용해 지방 배출
람스에 최적화된 후관리 프로그램을 통해 용해 지방을 체외로 빠르게 배출한다.

미니 지방흡입 수술

vs

랍스

절대 빠지지 않는 이중 턱, 겨드랑이가 겹치는 부분, 무릎 주변에 튀어나온 살 등 남들이 보기에는 사소하지만 본인에게는 콤플렉스로 여겨지는 부위가 있다. 미니 지방흡입 수술은 이런 경우 탁월한 효과를 발휘한다. 하지만 여전히 수술에 대한 두려움이 남아 있다면 효과는 비슷하면서도 수술이 아니라 시술인 랍스에 눈을 돌려보자.

지방 세포는 확실히 줄이고 수술 과정은 간단하게!
미니 지방흡입 수술

"사실 몸은 뚱뚱한 편이 아닌데 유난히 볼과 턱에 살이 많아요. 처음 보는 사람들은 얼굴만 보고 제가 굉장히 통통하다고 생각했다가 몸을 보고는 놀라기도 해요. 첫인상이 중요한 면접이나 소개팅을 앞두면 며칠 전부터 스트레스를 받죠. 그래서 다이어트도 열심히 해 보고, 얼굴 살 빼는 데 도움이 된다는 얼굴 운동이나 페이스 요가도 열심히 해 봤어요. 그런데 두툼한 이중 턱과 볼 살은 대대로 내려오는 집안 내력인 것 같더라고요."

김지영(22세)

이처럼 넓은 부위가 아닌 국소적인 부위의 살이 고민이라면 미니 지방흡입 수술을 추천한다. 병원에 내원하는 환자들 중에는 심각한 고도비만 환자뿐 아니라 이미 몸매가 완벽한 S라인에 가깝지만 심각하게 특정 부위에 지방흡입 수술을 받고 싶다며 찾아오는 경우가 많다. '한 부분만 완벽하면 되는데'라는 생각이 계속해서 따라다니기 때문이다. 주변에서는 잘 느끼지 못하고 티가 나지도 않지만 본인에게는 심각하게 여겨지는 것이 사실이다.

미니 지방흡입 수술은 이런 환자들을 위한 시술이다. 미니 지방흡입 수술은 복부 중에서도 윗배 혹은 러브핸들처럼 국소 부위에 특화된 수술로 절개 부위가 작아서 자연스럽게 수술 시간도 짧아지고, 수술 후 회복 과정도 빠르다는 것이 장점이다. 자칫 불편할 수 있는 압박복을 따로 입지 않아도 되며 일반적인 지방흡입 수술보다 통증이나 부기, 멍도 덜하다. 또 비교적 적은 비용으로 원하는 부위의 지방을 제거할 수 있으므로 경제적이기도 하다.

환자들은 미니 지방흡입 수술을 보통 발목이나 팔 둘레, 무릎 위쪽의 살 등 눈에는 잘 띄지만 면적이 넓지 않은 곳에 받기를 원한다. 심각하지는 않지만 콤플렉스를 갖고 있는 부위가 한두 곳쯤은 있기 마련이다. 옷으로 잘 감추거나 크게 신경 쓰지 않아도 될 것 같지만 본인에게는 굉장히 거슬리는 부위가 있을 수 있다. 일반적인 다이어트로는 쉽게 부위별로 살이 빠지지는 않으므로 미니 지방흡입 수술을 통해 눈엣가시 같은 부위를 완벽하게 변화시킬 수 있다.

미니 지방흡입 수술은 직장인들이 점심시간을 이용해 잠깐 수술을 받은 뒤 바로 오후에 근무할 수 있을 만큼 수술 시간도 짧고 회복도 빠르지만 수술하는 입장에서는 까다로운 수술 중 하나다. 잘못하면 수술을 받은 부위와 받지 않은 부위의 경계가 생겨 자연스럽지 않을 수 있기 때문이다. 수술한 부위와 그렇지 않은 부위의 경계가 없도록 부드럽고 매끄럽게 만드는 것이 미니 지방흡입 수술의 포인트다. 따라서 시간이 짧고 회복 과정이 빠르다고 해서 만만하게 여기지 말고 경험이 풍부한 전문의를 찾아야 만족할 만한 결과를 얻을 수 있다.

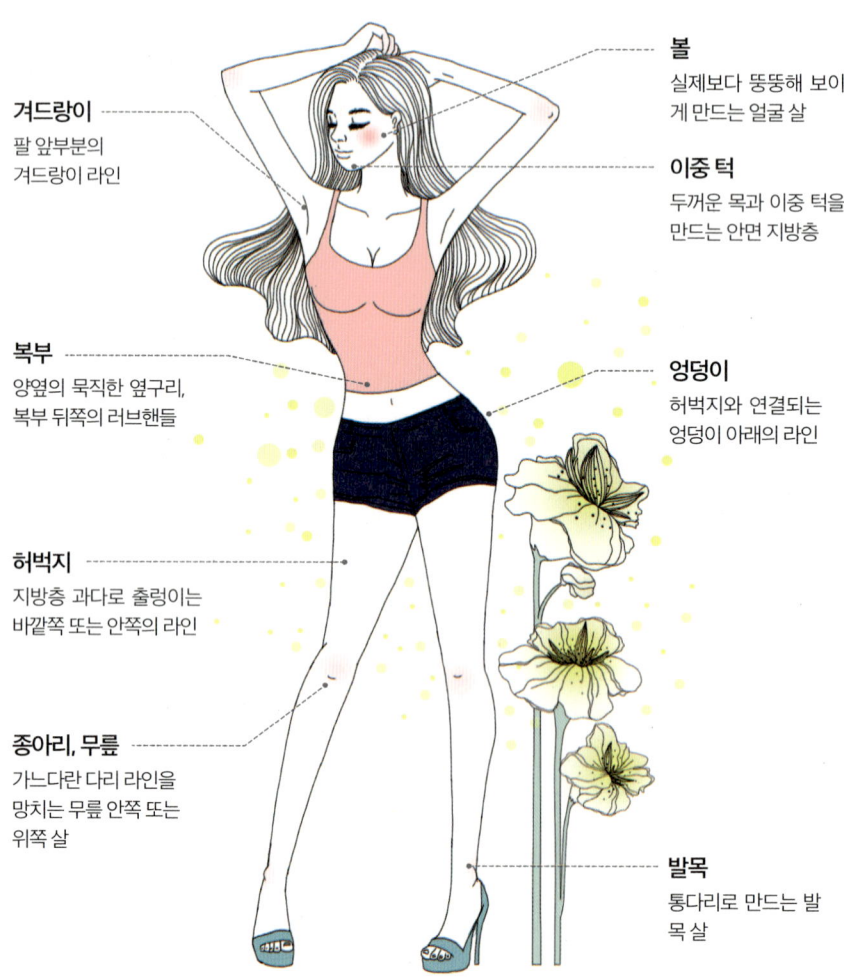

겨드랑이
팔 앞부분의
겨드랑이 라인

복부
양옆의 묵직한 옆구리,
복부 뒤쪽의 러브핸들

허벅지
지방층 과다로 출렁이는
바깥쪽 또는 안쪽의 라인

종아리, 무릎
가느다란 다리 라인을
망치는 무릎 안쪽 또는
위쪽 살

볼
실제보다 뚱뚱해 보이
게 만드는 얼굴 살

이중 턱
두꺼운 목과 이중 턱을
만드는 안면 지방층

엉덩이
허벅지와 연결되는
엉덩이 아래의 라인

발목
통다리로 만드는 발
목 살

미니 지방흡입 수술로 매끄럽게 다듬을 수 있는 부위

미니 지방흡입 수술도 두렵다면
람스만이 해답이다

람스는 지방흡입 수술과 주사 요법의 장점만을 결합한 새로운 시술로, 넓은 부위뿐 아니라 국소 부위 등 모든 부위에 시술할 수 있는 것이 특징이다. 결혼을 앞두고 지방흡입 수술 후 흉터나 멍, 통증 등이 걱정되거나 긴 수술 시간과 회복 시간을 기다릴 여유가 없는 경우, 마취에 유난히 민감하다면 람스를 눈여겨보는 것도 좋다.

람스만의 특별한 주사기를 이용해 지방 세포를 직접 뽑아내므로 현존하는 비만 치료 시술 중에 가장 탁월한 지방 제거 효과를 보여준다. 확실하게 지방 세포를 감소시키고 남아 있는 지방을 분해하는 요법과 후관리 프로그램까지 더해져 사이즈 감소, 라인 개선, 셀룰라이트 개선 등의 효과가 뛰어나다.

미니 지방흡입 수술 vs 람스

	미니 지방흡입 수술	람스
장점	• 국소 부위 지방흡입 수술을 원할 때 가장 좋다. 지방 세포를 확실하게 제거한다. • 시술 시간이 짧은 편이다. • 회복 과정 없이 일상으로 빠르게 복귀할 수 있다.	• 국소 부위부터 복부나 허벅지 등 넓은 부위까지 거의 모든 부분에 시술할 수 있다. • 시술 후 흉터나 멍이 없다. • 시술 시간이 짧은 편이다. • 회복 과정 없이 일상으로 빠르게 복귀할 수 있다.
시술 가능 부위	• 실제보다 뚱뚱해 보이게 만드는 얼굴의 볼 살 • 두꺼운 목과 두 턱을 만드는 안면 지방층인 이중 턱 • 팔 앞부분의 겨드랑이가 접히는 라인의 살 • 옷맵시를 흐트러뜨리는 등 살 • 허리 양옆의 묵직한 옆구리와 복부 뒤쪽의 러브핸들 • 다리 라인을 망치는 무릎 주변 살 • 허벅지와 연결되는 엉덩이 아래쪽의 라인 • 다리를 짧아 보이게 만드는 발목 살 • 과다한 지방층 때문에 출렁이는 허벅지 바깥쪽과 안쪽의 라인	• 가슴과 얼굴을 뺀 모든 부위
시술 소요 시간	1~2시간	30분 내외
후관리	• 시술 부위가 좁아 이후 따로 관리할 필요가 없다. • 피부가 늘어져 처질까봐 걱정된다면 레이저를 사용해 탄력 증대 효과를 얻을 수 있는 듀얼 미니 지방흡입 수술을 추천한다.	• 시술 이후 1, 3, 5주에 한 번씩 총 3회의 후관리를 받는다. 필수는 아니지만 사이즈 감소, 라인 개선, 셀룰라이트 개선 효과를 더욱 높일 수 있다.

29,282보틀의 지방을 빼냈다!

왜
랍스인가?

채 1년도 되지 않아, 람스로 빼낸 지방은 2015년 5월까지 총 29,282 보틀이다. 3만 개에 달하는 주사기가 사용된 것이다. 이렇듯 다이어트를 위한 수많은 시술과 방법들이 있지만 그중에서도 단연 람스가 대세로 떠오르는 이유는 명확하다. 365mc 비만클리닉만의 노하우로 탄생한 신개념 '지방 세포 제거 시술'로 수술 없이도 수술의 효과를 낸다는 것, 또 번거로운 과정 없이 간편하다는 것이 바로 그 이유다.

많은 사람들이 다양한 이유로 다이어트를 시작한다. 자기만족을 위해, 결혼이나 취업을 앞두고, 건강상의 이유 등 다이어터의 수만큼이나 그 이유 역시 다양하고 사람들이 다이어트를 하는 이유만큼 다양한 것이 바로 '다이어트 방법'이다.

최근 할리우드를 중심으로 유행하고 있는 디톡스 요법, 원푸드, 조리 방법이나 식사량 등을 제한하는 식이 요법을 비롯해 필라테스, 웨이트 트레이닝 등 다양한 운동법 그리고 주사와 수술 등 의학적 도움을 받는 비만 시술까지, 세상에는 정말 많은 다이어트 방법들이 있고 모두가 마치 당장이라도 우리 몸을 바꿔줄 것처럼 이야기한다. 하지만 그렇게 많은 다이어터들 사이에서 정말 눈에 띄게 체중을 감량하고, 모두가 부러워하는 몸매를 만든 사람은 몇이나 될까? 1년 이상 요요 없이 몸매를 유지하는 사람은 얼마나 될까?

TV 속 연예인이나 할리우드 배우들이 아닌 우리 주변을 돌아보면 생각보다 체중을 감량하고 요요 없이 그 몸매를 유지하는 사람이 적다는 사실에 놀라게 된다. '최고의', '절대적인' 다이어트 비법이라고 알려진 방법들이 조금이라도 효과가 있었다면 이 세상에 비만 환자는 이미 오래전에 멸종됐어야 하는 것이 아닐까?

그런 의미에서 지금도 다이어트를 하고 있는 사람들이 있다면 한 번쯤 진지하게 자신이 선택한 다이어트 방법의 효과를 의심해 보자. 정말 원하는 대로 체중이 감량되고 있는지, 내가 원하던 몸매에 가까워지고 있는지, 원치 않는 부위의 살만 빠지는 것은 아닌지, 건강을 해치거나 안색이 나빠지고 있는 것은 아닌지.

효과를 제대로 얻으면서도 간편한 방법으로 다이어트를 하고 싶은 사람들에게 랍스는 좀 더 현실적인 대안이 될 것이다. 특히 지긋지긋한 지방 덩어리를 당장에라도 도려내고 싶지만 수술이라는 장벽에 부딪혔던 사람들에게 랍스를 추천할 만하다. 랍스는 복잡한 수술이나 회복 과정 없이도 뛰어난 효과를 내기 때문이다. 비용 대비 신체 사이즈 감소량이 다른 시술보다 월등하게 크고, 마취나 절개 등을 하는 수술이 아니라 간단한 시술이기에 부작용 또한 없다.

그 외에도 랍스의 장점은 많다. 먼저 시술이 끝난 뒤 직접 지방 세포를 확인할 수 있다는 점이다. 랍스를 시술하는 의사들은 환자의 고민 부위에서 지방을 빼낸 뒤 직접 눈으로 확인할 수 있도록 한다. 눈으로 빠져나간 지방을 확인한 환자들이 다이어트에 더욱 박차를 가하게 되는 부수적인 효과를 얻게끔 말이다. 하지만 랍스를 받은 환자들이 의아하게 생각하는 점은 추출한 지방량이 생각보다 적다는 것이다. 뽑아낸 지방량은 얼마 되지 않는 것 같은데 그에 비해 몸무게 감량, 사이즈 감소 효과가 뛰어나기 때문이다. 그 이유는 바로 랍스가 복합적인 효과를 나타내는 시술이라는 점을 방증한다.

랍스는 단순히 지방을 '뽑아내기만' 하는 시술이 아니다. 몸 안에서 '가장 문제가 되는' 부위의 지방을 바로 뽑아내고, 랍스의 특별한 주사기의 관이 피부 속에서 마찰을 일으키며 단단하게 뭉친 지방층의 섬유질 막을 제거해 지방 세포를 파괴한다. 이렇게 파괴된 지방 세포들은 지방을 분해하기 위해 특수 고안된 람스의 지방 분해 용액에 의해 한 번 더 녹아서 체외로 빠져나오게 된다. 람스의 지방 분해 용액은 다른 주사 시술보다 훨씬 깊은 지방층까지 들어갈 수 있기 때문에 더욱 광범위하게 지방을 녹여내는 효과가 있다.

특히 람스는 셀룰라이트를 감소하는 효과가 탁월한데, 시술을 받은 환자들을 대상으로 조사한 결과 셀룰라이트가 있던 환자 중 70% 이상이 개선 효과에 만족하는 것으로 나타났다. 또 셀룰라이트가 있던 환자 중 60% 이상에서 셀룰라이트 등급이 한 단계씩 낮아졌다. 셀룰라이트

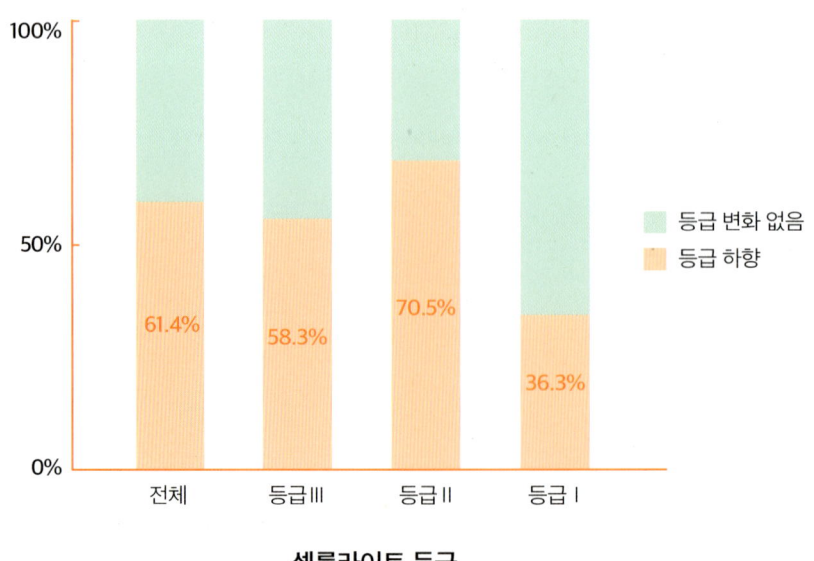

셀룰라이트 등급

등급이 한 단계 낮아졌다는 말은 울퉁불퉁하던 부위의 라인이 육안으로 확인했을 때 매끈해졌음을 알 수 있는 정도의 변화를 의미한다.

또한 람스는 지방 제거 효과뿐 아니라 시술 과정이나 후관리도 편안하다는 장점이 있다. 수면 마취나 전신 마취를 하지 않아 시술 시간이 짧고 과정이 간단하며 시술받을 부위에만 국소 마취를 진행한다. 피부를 절개하지 않으므로 출혈이 거의 없어 안전하며, 흉터가 남지 않아 티가 나지도 않는다. 시술이 끝난 뒤 압박복을 입어야 하는 번거로움도 없다.

아직까지도 생각으로만 다이어트를 하고 있다면 최고의 서포터들과 함께할 수 있는 람스를 시도해 보는 것은 어떨까?

	람스만의 월등한 장점
장점 1	**뽑아낸 지방 세포를 바로 확인할 수 있다** 수면 마취를 하지 않으므로 시술 후 바로 지방을 확인해 몸에서 얼마만큼의 지방이 빠져나갔는지 확인할 수 있다.
장점 2	**단단한 셀룰라이트 조직을 직접 파괴한다** 시술로는 해결하기 어려운 단단한 셀룰라이트 조직을 직접 파괴하여 지방을 추출한다.
장점 3	**지방 분해 용액으로 또 한 번 지방을 녹인다** 몸속에서 지방을 추출한 뒤 강력한 지방 분해 용액을 주입해 남아 있는 주변의 지방까지도 최대한 분해·배출되도록 도와준다.

람스에 없다 vs 있다

없다
람스에 없는 4가지

01 마취
수면 마취나 전신 마취가 없어 간단하다.

02 절개
피부 절개가 없어 출혈이 적다.

03 흉터
주삿바늘 정도의 자국이 처음에만 있고 흉터가 없다.

04 압박복
압박복을 입지 않아 편안하다.

있다
람스에 있는 4가지

01 후관리 프로그램
람스의 효과를 더욱 촉진할 전용 후관리 프로그램을 받을 수 있다.

02 365mc 피트니스 무료 이용
365mc 비만클리닉의 고급스러운 피트니스를 한 달 동안 무료로 이용할 수 있다.

03 눈으로 직접 확인
시술 결과를 확인할 수 없는 답답함은 그만, 빠진 지방을 직접 눈으로 확인할 수 있다.

04 특별 체중 관리 프로그램
식이 영양 전문가, 운동 전문가, 시술 전문가가 한 팀이 되어 환자의 체중을 철저히 관리하는 시스템이 있다.

한 눈 에 보 는

람스
시술 과정

무엇이든 해 보지 않은 것을 시작하려는 순간이 가장 두렵다. 람스 시술을 앞두고 떨리는 마음이 든다면 가상으로 시술 과정을 먼저 접해 보자. 수면 마취가 없어 간편하며 절개가 없고 출혈이 거의 없는 과정과 쾌적한 시술실은 막연한 불안감을 눈 녹듯 사라지게 할 것이다.

시술 전
라인 디자인하기

아무리 간단한 시술이더라도 라인을 잡는 과정은 정교하게 진행되어야 한다. 환자들이 꿈꾸는 예쁜 몸매를 위해서는 각 부위별로, 환자별로 세밀하게 라인을 잡아주어야 하기 때문이다.

복부 시술을 예로 살펴보자. 똑같은 복부 시술이라 하더라도 아랫배, 윗배, 옆구리, 러브핸들 등 고민 부위가 다양하고 사람마다 체형이나 지방이 분포되어 있는 상황이 다르기 때문에 미리 담당의가 꼼꼼히 확인해서 라인을 잡아주어야 문제가 없다.

또 시술 전 라인을 잡는 이유는 서 있을 때와 누워 있을 때 몸의 모양이 다르기 때문이다. 서 있을 때는 중력으로 인해 지방이 많이 몰려 있던 부위가 누우면서 지방이 펑퍼짐해지거나 라인이 달라질 수 있으므로 미리 지방을 많이 뺄 곳과 덜 뺄 곳을 체크해야 한다.

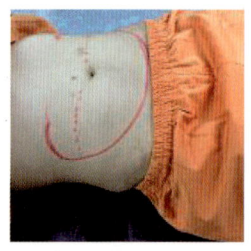 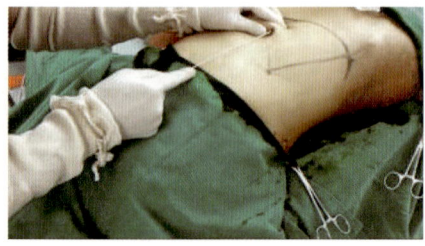

람스 후
시술 부위 확인하기

람스는 피부를 절개하지 않고 특수 제작된
작은 주사기를 이용해 지방을 빼내기 때문
에 큰 흉터가 남지 않는다. 그렇기에 시술
이 끝난 뒤에는 작은 바늘 구멍 정도가 남
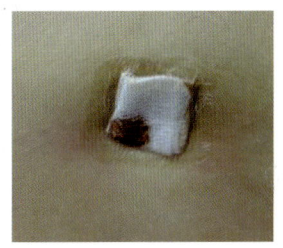
는다. 하지만 바늘 자국도 시간이 지나면서 점차 사라지기 때문에 크게
걱정할 필요가 없다.

시술이 끝난 뒤
빠진 지방 확인하기

수면 마취를 하지 않기 때문에 시술이 끝나
면 바로 자신의 몸에서 빠져나간 지방을 체
크할 수 있다. 얼마만큼의 용량을 빼냈는지
직접 확인할 수 있어 믿을 수 있다.
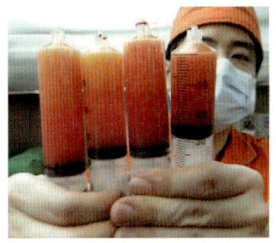

365mc 람스센터 김정은 원장의 친절한 Q&A

지금까지 없었던 전혀 새로운 비만 치료 시술 람스에 대해 궁금한 것들을 365mc 람스센터 김정은 원장에게 직접 묻고 들어봤다. 람스, 알고 나면 두렵지 않아요!

람스는 무엇인가요?

비만 치료 10년 이상의 역사를 갖고 있는 365mc 비만클리닉에서 만든 독자적인 비만 치료 방법입니다. 지방 세포를 직접 뽑아내는 지방흡입 수술의 장점과 남아 있는 지방을 분해하는 지방 분해 주사의 장점만을 결합한 새로운 개념의 지방 제거 시술이랍니다.

람스가 가능한 부위는 따로 정해져 있나요?

원하는 부위는 전신 모두 가능하지만 가슴과 얼굴은 시술이 힘듭니다. 또 같은 부위에 지방흡입 수술을 한 경험이 있는 경우에도 람스를 시술하기 어렵습니다.

람스 시술을 받고, 다른 부위에는 HPL 지방 분해 주사를 맞고 싶은데 가능할까요?

람스 시술을 받은 날 다른 부위에 HPL 지방 분해 주사를 바로 맞는 것은 어렵습니다. 부위가 다르다고 해도 HPL 지방 분해 주사도 많은 약물이 들어가고 람스도 강력한 지방 분해 용액을 사용하기 때문에 병행 시술은 권장하지 않아요. 만약 두 가지 시술을 모두 받고 싶다면 먼저 람스를 하고, 다음 날 다른 부위에 HPL 지방 분해 주사를 맞기를 권장합니다.

❓💬 람스는 병원에 내원한 당일 바로 시술이 가능한가요?

당일 상담 후 바로 진행이 가능해요. 상담은 30분 정도 걸리며, 시술도 30분 정도 걸립니다.

❓💬 람스 시술은 모든 365mc 비만클리닉 지점에서 받을 수 있나요?

현재는 서울365mc병원, 강남본점, 대전점, 부산점, 노원점, 신촌점, 영등포점, 수원점, 천호점, 분당점에서 가능하지만 전국 거점 지역에 람스센터가 오픈될 예정입니다.

❓💬 람스 효과는 언제부터 나타나나요?

개인마다 조금씩 다르지만 처음 1~2주 정도는 평소보다 좀 더 부어 보일 수 있어요. 사이즈가 줄어드는 효과는 보통 3주부터 서서히 나타나고 6주 정도부터는 확실히 나타납니다. 람스를 시술받은 다음 후관리 프로그램을 진행 주기에 맞춰 받으며 부종 개선과 지방 배출량을 높이고, 체중 조절을 함께 하면 더욱 효과적이랍니다.

❓💬 람스는 몇 번이나 받아야 효과가 나타나나요? 또 함께 병행하면 좋은 시술이 있나요?

람스는 한 번만 받아도 효과가 있습니다. 하지만 원래 지방이 많은 부위라면 1회 시술 이후에도 몇 회 더 반복하는 것이 좋습니다. 일단 람스 시술을 받고 나면 효과를 더욱 높여주기 위해 구성된 365mc 람스센터만의 다양한 후관리 프로그램을 잘 받는게 좋아요. 후관리 프로그램이 끝나고 나서 다른 시술을 받고 싶다면 람스를 통해 단단한 지방층의 껍질(섬유질 막)을 깨어 놓은 상태이므로 지방을 분해하는 시술을 함께 받으면 더욱 효율적으로 지방을 배출할 수 있답니다. 다른 시술들은 람스를 받은 뒤 일주일부터 가능하며 냉동지방파괴술(클라투) 등은 람스 시술을 받고 나서 4주 후부터 받을 수 있습니다.

람스를 같은 부위에 두 번 이상 받는 것도 가능한가요? 가능하다면 얼마나 기다렸다가 다시 람스를 받아야 할까요?

같은 부위에 여러 번의 시술이 가능합니다. 단, 람스 후 다시 람스를 받으려면 최소 4주 이후에 시행할 수 있답니다.

람스 후관리는 시술받은 지점이 아닌 다른 지점에서 받아도 되나요?

람스의 특화된 후관리이므로 1차 후관리는 람스를 시술받은 센터에서 받는 것이 좋아요. 만약 불가피한 상황이라면 1회만 다른 지점에서 받을 수 있습니다.

람스는 통증이 없다고 하는데 멍과 부종도 없나요?

람스는 멍이 거의 들지 않습니다. 다만 지방을 녹여주는 용액을 몸속에 주입하기 때문에 1~2일 정도는 시술 부위가 조금 빵빵하게 느껴질 수 있습니다. 하지만 HPL 지방 분해 주사를 맞았을 때보다는 덜합니다. 간혹 환자 분의 지방이 단단하게 뭉쳐 있는 경우에는 멍이 좀 들기도 합니다. 멍이나 부종이 간혹 있을 수는 있지만 당연히 지방흡입 수술보다 훨씬 적고, 일반 주사 시술보다도 훨씬 적답니다. 멍이 들어도 최소 일주일 안에 없어지니 너무 걱정하지 않아도 돼요. 붓기는 1~2주 안에 빠지며, 붓기가 빠지는 데 도움이 되도록 물을 많이 마시고 약간의 운동을 함께 시행하면 도움이 됩니다.

람스가 특별히 더 효과적인 부위가 있나요?

람스로 지방을 뽑아내고 단단하게 뭉친 섬유질 막을 깨주는 과정은 어느 부위에 시술해도 동일한 효과가 있습니다. 시술 부위가 다르다고 해서 '특별히 더 효과적인 부위'가 따로 있는 것은 아닙니다. 람스는 모든 부위에서 효과를 나타내지요.

❓ 람스 후 다음 날 샤워가 가능하다고 하는데 혹시 방수 밴드를 붙여야 하나요?

감염의 노출이 있을 수 있으니 샤워는 다음 날 하는 게 좋습니다. 람스를 받은 부위에 생긴 상처는 바늘 자국 정도 크기이므로 시술을 받고 하루가 지나면 따로 방수 밴드는 안 붙여도 됩니다.

❓ 람스 후 운동이나 수영도 가능한가요?

운동은 할 수 있어요. 다만 움직임이 심한 운동을 하거나 시술 부위가 과도하게 눌리면 지방 분해 용액이 조금 새어나올 수 있습니다. 수영은 시술 다음 날부터 가능합니다.

❓ 주사기로 지방을 뽑아낸다고 하던데 시술 부위가 움푹 파이지는 않나요?

지방을 뽑을 때 움푹 파이는 현상은 지방흡입 수술 중에 기계를 이용해 과도한 압력을 가했을 때 생길 수 있습니다. 모두에게 생기는 것은 아니고, 간혹 생길 수도 있습니다. 하지만 람스는 사람 손의 힘만을 이용하여 부드럽게 뽑아내기 때문에 움푹 파이거나 피부의 울퉁불퉁한 변형이 생길 염려가 없습니다.

많이 아픈가요? 시술을 받고 싶은데 너무 무서워요.

아무래도 주삿바늘과 지방 분해 용액이 들어가는 시술이기 때문에 통증이 전혀 없진 않아요. 하지만 다른 시술에 비해서는 월등히 통증이 미미하답니다. 처음 시술 부위를 국소 표면 마취할 때가 가장 아프고, 용액이 들어갈 때는 조금 뻐근한 느낌이 들어요.

지난번에 람스 시술을 받았고, 오늘 다시 받았어요. 이번에는 지난번보다 지방이 덜 나온 것 같아요.

주사기로 뽑아내는 지방의 양은 시술받는 부위에 따라 다르므로 양이나 색깔 등도 달라질 수 있습니다. 특히 셀룰라이트가 많은 부위는 붉게 보이는 경우가 있어서 걱정하는 분들이 있는데, 혈액이 많이 나왔다거나 지방이 덜 나온 것은 아니니 안심하셔도 좋습니다.

붉은색 지방은 피가 함께 나온 게 아닌가요?

셀룰라이트가 견고한 곳은 섬유질 막을 더 강하게 깨트려야 효과가 좋아요. 그로 인해 셀룰라이트가 적은 부위보다 출혈이 상대적으로 더 발생할 수 있고, 결과적으로 배출된 지방의 색이 붉게 보일 수 있습니다. 셀룰라이트가 많았던 부위라는 의미고, 지방을 깨주는 터널링 작업이 잘 되었다는 의미이니 후관리를 제

때 잘 받으면 셀룰라이트가 적었던 부위보다 기대 이상의 효과
가 나타날 것입니다.

**❓💬 시술 후에 용액이 새어나오는 것 같은데 괜찮은 건가요? 효과
가 없는 건 아닐까요?**

국소 부위에 지방 분해 용액을 집중적으로 주입하기 때문에 용
액이 약간 새어나올 수 있지만, 그렇다고 해서 시술 효과가 덜하
지는 않습니다. 보통 시술 다음 날에는 용액이 거의 새어나오지
않으니 안심하세요.

❓💬 흉터는 안 남나요? 바늘 자국은 언제 없어져요?

주사기 바늘로 정말 작은 구멍을 내기 때문에 흉터는 남지 않습
니다. 바늘 자국은 시간이 지나면 점차 없어지니 걱정하지 않아
도 돼요.

❓💬 생리 중에 시술을 받아도 괜찮나요?

네, 시술과는 전혀 상관이 없어요. 다만 환자 분께서 시술받기
위해 옷을 갈아입거나 눕는 과정 등을 불편하게 느낄 수는 있습
니다.

?💬 시술 당일 운전을 해도 되나요?

가능합니다. 지방 분해 용액 때문에 손이 떨리거나 어지러움을 약간 동반할 수 있지만 병원에서 충분히 휴식을 취하고 가면 괜찮답니다.

?💬 압박복을 입어야 되나요?

개인의 기호에 따라 압박복을 입어도 되지만 필수적인 요소는 아니에요.

?💬 시술받는 과정이 너무 무서울 것 같은데 수면 마취를 받으면 안 되나요?

람스는 수술이 아닌 시술이기 때문에 수면 마취를 할 정도로 통증이 크지 않습니다. 긴장을 풀고 시술을 받으면 괜찮을 거예요.

?💬 마취가 풀리면 아픈가요?

약간의 근육통을 느끼거나 시술 부위가 욱신거리는 느낌을 받을 수 있습니다. 혹은 멍 때문에 통증이 있는 것처럼 느낄 수 있지만 시간이 지나면 점차 호전됩니다.

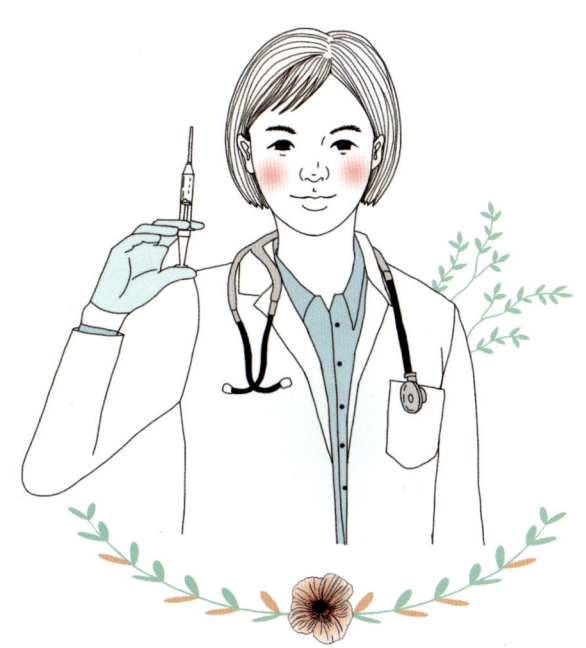

지금까지와는 다른 식으로 살아보겠다고 생각만 하는 사람은 그런 생각을 눈곱만큼도 하지 않은 사람과 다를 바가 없다. 다이어트도 마찬가지다. '살을 빼야지'라고 생각하는 사람과 살을 빼기 위해 실천하는 사람은 천지 차이가 난다.

여기 다이어트에 성공하고, 아름다운 몸매를 뽐내며 새로운 인생을 살아가는 사람들이 있다. 그들도 당신과 마찬가지로 불안한 마음을 갖고 첫발을 내디뎠지만 그 첫걸음이 성공적인 결과를 낳았다. 그러니 이제 용기를 내어 도전해 보자. 당신이 꿈꾸던 예쁜 보디라인을 곧 갖게 될 것이다.

4

랑스, 아름다움을 위한
신의 한 수!
12인의 성공기

공포의 뱃살 탈출기

나이와 함께 불어만 가는 뱃살. 뱃살은 몸 전체의 라인을 무너뜨리는 가장 큰 역할을 할 뿐 아니라 각종 성인병을 불러오는 공포의 대상이기도 하다. 뱃살과의 이별을 결심한 지 오래되었지만 도대체 빠질 기미가 보이지 않는다면 주목해 보자. 여기 뱃살의 올가미에서 탈출한 3인의 성공기가 있다.

\\\\

뱃살을 덜어내고
자신감을 채우다

김사랑 씨(26세)에게는 복부 비만이라는 커다란 콤플렉스가 있었다. 전체적으로 비만도 아니고 오히려 날씬해 보이는 체형이지만 유독 뱃살이 튀어나온 전형적인 복부 비만의 체형을 갖고 있었다. 힘껏 배에 힘을 주어도 긴장을 잠깐 늦추면 스프링처럼 '펑' 하고 튀어 나오는 뱃살 때문에 사람들 앞에 나서기도 두려웠다. 매일 아침마다 양치질을 하면서 아래를 내려다보면 불룩한 뱃살 때문에 발이 보이지 않을 지경. 그나마 서 있어서 그렇지 앉아 있으면 더 가관이었다.

뱃살도 문제지만 가장 큰 문제는 뱃살 때문에 자신감이 없었다는 것이었다. 한창 예쁘게 꾸미고 유행하는 옷차림에 신경 쓸 나이인데 오히려 한 치수 큰 옷들로 가리기 바빴다. 그래도 옷을 비집고 나오는 뱃살의 미친 존재감 때문에 사람들 앞에 자신 있게 나서지 못하고, 그 흔한 연애도 한 번 못한 채 꽃다운 나이를 보내고 있었다.

그런 사랑 씨가 생애 처음으로 큰 결심을 했다. 바로 복부에 람스 시술을 받기로 한 것이었다. 람스를 한 뒤에도 365mc 람스센터의 후관리 프로그램에 맞춰 식습관을 바꾸고 운동을 병행했다. 특히 식이 요법을 성실하게 한 것이 큰 도움이 됐다. 배불리 먹지 않고 포만감이 들 정도

면 바로 숟가락을 내려놓기로 결심하고 이 원칙을 한 번도 어기지 않았
는데, 이제는 무슨 음식이든 적당히 맛을 본 상태면 바로 먹기를 멈추
게 됐다고 한다.

"람스로 바뀐 복부의 라인을 좀 더 탄력 있게 가꾸고 싶어서 365mc
람스센터의 후관리 프로그램에 맞춰 식이 요법과 운동을 꾸준히 했어
요. 일주일에 한 번씩 후관리를 받을 때마다 체중 검사를 하잖아요. 왠
지 숙제 검사 받는 기분이 들어 평소에도 늘 긴장하게 되더라고요."

그런 사랑 씨의 노력은 한 달도 채 되지 않아 빛을 발하기 시작했다.
몸무게는 50.4kg에서 46.4kg으로 감소했고 복부의 둘레도 3.5cm나 줄
었다. 그녀가 꼽는 람스의 가장 큰 장점은 '사이즈 변화가 아닌 자신감
상승과 다이어트를 하는 데 강력한 동기부여가 된다는 것'이다. 물론 사
이즈의 변화도 중요하지만 람스 후 자신감을 되찾았다는 게 가장 큰 변
화다. 람스를 하고 나니 더욱 살을 뺄 수 있다는 희망이 생겨 그동안 수
차례 실패를 맛봤던 다이어트에도 보다 적극적으로 나서게 됐다. 매번
사람들 앞에서도 소극적인 태도를 보였지만 이제는 밝게 웃으면서 먼
저 나서서 어울리는 경우가 더 많아졌다. 이렇게 적극적으로 변한 사랑
씨의 모습을 본 가족들과 친구들도 정말 반가워했다고 한다. 목표했던
바를 이뤘다는 자신감이 생기니 어떤 일이든 적극적으로 임할 수 있게
됐다는 사랑 씨는 람스 덕분에 삶의 질이 더욱 높아졌다고 행복해한다.

///////

눈에 띄게 줄어드는
배 둘레에 대만족

람스는 지방을 바로 빼서 눈으로 확인할 수 있기 때문에 일반적인 시술보다 효과가 빠르고 만족도도 높다. 그래서 눈에 띄게 달라지는 모습을 기대하는 사람에게는 딱 적합한 시술이다. 유독 불룩한 아랫배 때문에 이런 저런 다이어트에 도전해 봤지만 매번 실패만 맛봤던 박민희 씨(31세)에게도 람스는 맞춤 시술과도 같았다.

"저는 허리가 없는 체형이에요. 그리고 아랫배는 볼록하죠. 당연히 갈비뼈가 보일 리 없고, 고무 밴드 팬츠를 입으면 살이 볼록하게 올라와 L 사이즈 바지를 찾아 입느라 고생이었어요."

안 해 본 다이어트가 없지만 그럴수록 실패 경험담만 늘었던 민희 씨는 친구의 소개로 람스를 알게 되었다. 그리고 밑져야 본전이라는 심정으로 상담을 받았다. "상담을 하면서 가장 믿음이 갔던 점은 제 몸에서 뺀 지방을 그 즉시 눈으로 확인할 수 있다는 점이었어요. 설마 그래도 빠질까 싶었던 마음이 없진 않았지만 하루가 다르게 쑥쑥 빠지는 뱃살을 눈으로 확인할 수 있어서 저처럼 성격 급한 사람들에게는 딱인 것 같아요."

시술은 30~40분 정도로 짧았다. 국소 마취라서 느낌은 분명히 날 텐데… 그런데 아프지 않을까 했던 걱정과는 달리 약간의 뻐근함 정도만 있었다. "원래는 배꼽을 기준으로 아랫배 부위만 시술하기로 했는데, 담당 원장님이 윗부분까지 세심하게 시술해주셨어요." 시술 후 몸에서 뽑아낸 지방을 직접 확인시켜주는데 오렌지색의 지방 덩어리를 육안으로 볼 수 있었다. 순수 지방은 노란색이고 지방에 셀룰라이트가 많이 섞일수록 오렌지색을 띠는데 민희 씨의 몸속에는 셀룰라이트가 가득했던 것이다.

시술 후에도 지속적인 관리를 받았다. 일주일 간격으로 365mc 람스센터를 찾아가 후관리를 총 세 차례 받았고, 그동안 요가와 스쿼트 등 운동을 열심히 병행했다. 이후에 추가적으로 한 번 더 후관리를 받아 총 네 차례 365mc 람스센터를 방문했다. 센터에 갈 때마다 사이즈랑 몸무게를 꼼꼼하게 체크했는데, 일주일에 0.3~1.3cm씩 배 둘레가 줄어들었다.

그렇게 두 달 후 결과는 만족스러웠다. 몸무게는 총 3.7kg 감소했고, 배 둘레는 무려 5.4cm나 줄었다. 눈에 띄게 느낀 변화는 갈비뼈가 보인다는 것. 윗배도 소위 초콜릿 복근이라고 말하는 것처럼 중간중간 갈라짐이 생겼고, 허리에도 라인이 생겼다. "제가 운동을 많이 하지 못해서 효과가 좋지 않으면 어쩌나 하는 걱정이 있었어요. 그런데 정말 기우에 불과했고, 몸무게에 비해 배 둘레 사이즈 감소율이 아주 좋다고 하더라고요. 운동을 하면서 몸무게를 빼주면 효과가 더욱 좋을 거라고 상담해주셔서 오늘부터 운동을 열심히 하려고요."

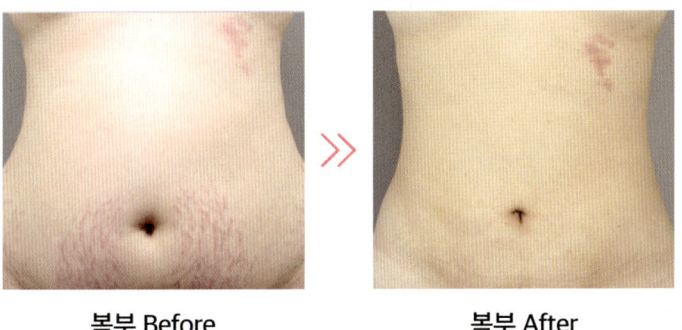

복부 Before   복부 After

\\\\\

출산 전
날씬한 몸매를 되찾다

이제 갓 돌 지난 아기를 키우고 있는 이보희 씨(34세)에게 산후 우울증이 찾아왔다. 임신 전에는 비교적 날씬한 몸매였는데 출산 후 일 년이 지난 지금까지도 원래 몸매로 되돌아가지 못한 것이 우울증을 불러온 것이다. 임신했을 때 유독 다른 사람들보다 배가 많이 나온다 싶었는데 출산을 하고 나서도 배가 줄어들기는커녕 쭈글쭈글한 할머니 배처럼 탄력도 없어지고 살이 쳐졌다.

"저는 원래 날씬한 편이었기 때문에 펑퍼짐하게 퍼진 아줌마 몸매를 갖고 있는 여자들을 보면 얼마나 관리를 못해 저럴까 싶었어요. 그런데 출산을 하고 나니 제가 딱 그런 아줌마가 된 거예요. 아기를 낳고 키우는 일은 축복이지만 원래의 제 모습을 잃었다는 자괴감에 우울하기만 했어요."

어떤 일을 해도 무엇을 먹어도 즐겁지 않았고, 하루하루를 힘없이 살아가는 보희 씨의 모습에 남편은 뭐라도 해 보라고 독려했다. 그래서 혹시 카복시라도 맞고 운동을 하면 효과가 좀 있을까 해서 365mc 비만 클리닉을 찾았다가 람스를 알게 됐다. "전신 마취를 하지 않고 부분 마취만으로 지방을 빼는 시술 방법이 가장 마음에 들었어요. 사실 지방흡입 수술을 하고 싶은 생각도 있었지만 전신 마취를 해야 하는 대수술인 것도, 사후 관리가 복잡한 것도 불안했거든요."

과감하게 결정했지만 막상 시술을 앞두고 긴장이 많이 됐다. '혹시 부작용이 있으면 어쩌나', '시술 후 바로 아기를 돌봐야 하는데 문제가 생기지는 않을까' 하는 걱정이 앞섰던 것이다. 하지만 시술을 받고 나니 별것 아니라는 안도감이 들었다고 한다. 오히려 람스 시술을 받는 것보다 이후에 항생제 주사를 맞는 게 더 아팠을 정도였다. 배에 지방 분해 용액을 넣어서인지 시술 직후에 배가 엄청 빵빵했는데 2~3일이 지나자 서서히 빠지더니 2주 후부터는 효과가 눈에 띄게 나타나 신기했다. 람스 시술을 받고 2주 뒤 측정한 허리 둘레는 89cm에서 82cm로, 몸무게는 58kg에서 52kg로 감소했다.

"람스를 받고 난 뒤 많은 것이 달라졌어요. 우선 몸이 가뿐해져서 좋고요, 몸이 달라지니 마음도 가벼워졌어요. 예전의 밝은 모습을 되찾았고 제가 밝게 생활하니 아기와 남편도 좋아해요. 며칠 전에는 남편에게서 달라진 체형에 꼭 맞는 옷을 선물받았어요."

2주밖에 되지 않았지만 효과가 커서 뿌듯하다는 보희 씨는 앞으로도 관리를 게을리하지 않을 예정이다. 지금도 람스를 받기 전보다 먹는 밥의 양을 줄이고 운동도 열심히 하고 있으며, 후관리 프로그램도 꾸준히 이용 중이다. 보희 씨의 변신은 끝난 것이 아니라 아직도 진행 중인 셈이다.

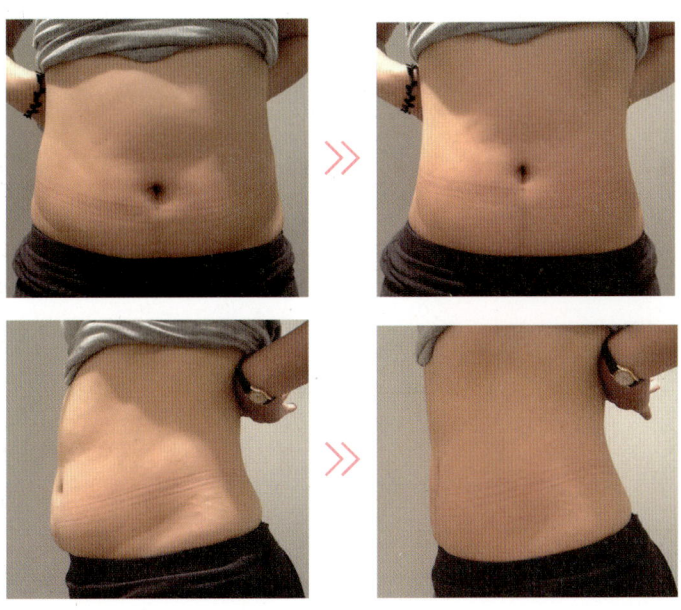

아 름 다 운 변 화 의 시 작

옷발 살리는 슬림한 허벅지의 귀환

치마와 바지의 사이즈가 다른가? 그렇다면 당신의 라인을 망가뜨리는 주범은 허벅지다. 허벅지에는 셀룰라이트가 생기기 쉽고, 지방 조직이 치밀하게 얽혀 있어 살을 빼기가 쉽지 않다. 이렇게 사이즈를 줄이기 힘든 허벅지 군살과의 힘든 싸움을 이겨내고 아름다운 S라인을 되찾은 사람들의 경험담을 들어보았다.

람스로
라인을 바꾸다

사실 김고운 씨(34세)는 복부에 지방흡입 수술을 한 차례 받았었다. 결과는 만족스러웠지만 지방흡입 수술이라는 게 비용도 만만치 않고, 회복 과정도 힘들었다. 허벅지의 지방도 없애고 싶었지만 비용과 회복 과정을 다시 되풀이할 생각을 하니 도저히 수술할 엄두가 나지 않았다. 그래서 이런저런 시술들을 알아보던 차에 람스에 대해 알게 되었다. 고민을 거듭하다가 용기를 내어 상담을 받고 보니 지방을 없애면서 쁘띠 성형보다도 간단하게 끝나는 그야말로 고운 씨가 찾던 꿈의 시술이었다. 30~40분이면 끝난다는 말에 회사 점심시간에 짬을 내서 시술을 받기로 했다.

"몸무게는 많이 나가지 않는데 허벅지에만 유독 툭 튀어나온 살이 거슬려서 라인만 정리하고 싶었어요. 미니 지방흡입 수술을 하기에는 약간의 부담이 있었고, 여러 가지 시술을 고민하던 차에 주사기로 지방을 빼내는 람스는 제가 찾던 딱 반가운 시술이었어요."

시술을 받는 동안 처음에 마취액이 들어갈 때의 꿀렁꿀렁한 느낌 외에는 별다른 느낌이 들지 않았다. 원장님이 계속 다정하게 말을 걸어주는 덕분에 긴장도 많이 풀렸고, 편안한 상태로 시술을 받았다. 람스 마지막 과정에서 지방 분해 용액을 넣기 때문에 시술받은 부위가 빵빵하게 불어난다고 해서 레깅스를 입고 갔는데 탁월한 선택이었다. "허벅지에 조그마한 물풍선이 하나씩 생긴다고 생각하면 이해하기 쉬울 거예요. 레깅스를 입었더니 불어난 허벅지를 잡아줘 시술을 받자마자 활동하기에 무리가 없었어요. 단, 소독약을 다리 전체에 펴 바르는데 시술이 끝난 다음에 닦아주긴 하지만 노란 소독약이 많이 묻어나더라고요. 어두운 색 속옷을 입는 게 좋을 것 같아요."

시술이 끝나고 큰 주사기 속에 들어 있는 지방을 보면서 설명을 들었다. "제 허벅지에는 지방이 많지는 않지만 셀룰라이트가 많았다고 해요. 람스로 지방 사이사이에 있던 막을 끊어줬기에 시간이 지날수록 라인이 많이 매끄러워질 거라고 하시더라고요." 그래서 고운 씨는 회복 기간 동안 365mc 람스센터의 후관리 프로그램을 열심히 받았다. 그 결과 허벅지에 튀어 나온 살들과 허벅지 뒤쪽의 울퉁불퉁한 셀룰라이트가 많이 정리됐다. 다리의 전체적인 라인도 매끈하게 변화했다. 허벅지 사이즈는 56cm에서 49.5cm로, 체중은 52.8kg에서 48.8kg으로 감소했다.

"지방흡입 수술이나 다른 여러 시술을 두고 고민인 분들은 람스에 도전해 보세요. 크게 힘들이지 않고도 만족할 만한 효과를 톡톡히 볼 수 있을 거예요."

평생 고민이던
허벅지 비만에서 탈출하다

이한별 씨(23세)는 하체 비만으로 많은 스트레스를 받는 하체 비만녀였다. 깡마른 상체에 비해 하체가 유독 심하게 뚱뚱해 상체는 44 사이즈를 입지만 하체는 66 사이즈를 입을 정도로 사이즈 차이가 크게 났다. 운동도 열심히 해 봤지만 뱃살은 많이 빠지는데 비해 허벅지 살은 별로 빠지지 않았다. 그때 인지했다. '하체 비만 같은 부분 비만은 정말 답이 없다'라고.

"다시 오지 않을 꽃다운 20대를 핫팬츠나 스키니 진 한번 못 입어보며 지내는 것은 정말 힘들었어요. 그래서 상담이나 받아보자는 마음으로 365mc 랍스센터를 방문했어요."

한별 씨는 랍스에 대해 상담을 받고 나니 들을수록 '이거다!' 싶었다. 수술이 아닌데도 원하는 부위의 지방만 감쪽같이 빼낼 수 있다는 사실이 정말 놀라웠다. 그 자리에서 바로 예약을 잡았는데 집에 돌아오니 덜컥 겁이 났다고 한다. 지방흡입 수술보다는 간단하다고 하지만 몸 안에 있는 지방을 빼낸다는 게 어디 쉬운 일인가. 수술 당일까지도 너무나 망설여졌고, 덜덜 떨면서 병원을 찾았다. "제가 불안해하는 게 보였나 봐요. 간호사와 의사 선생님이 정말 친절하게 설명을 해주시고 좋아하는 노래도 틀어주시면서 안정을 찾을 수 있도록 최대한 배려해주셨어요."

시술은 정말 금세 끝났다. 시술을 마치자 허벅지에서 뽑아낸 지방을 보여줬는데, 저런 지방 덩어리가 몸에서 나왔다고 생각하니 괜히 몸이 가벼워진 것 같은 느낌이 들었다.

시술 후에는 조언에 따라 매일 걷기 운동을 30분씩 하고 후관리 프로그램을 받는 날이면 빠지지 않고 365mc 람스센터를 내원했다. 특히 식사 일기를 꼬박꼬박 쓰면서 식단을 관리했는데, 밥은 하루 세 끼를 먹되 1/3~1/4 공기만 먹고, 반찬은 채소 위주로 먹었다. 간식으로는 고구마 한 개 또는 사과 한 개, 요거트를 작은 것으로 한 통 정도 먹었다. "식사 일기를 영양사 선생님께 보여 드렸더니 단백질이 너무 부족하다고 하셔서 하루에 두부를 반 모씩 먹었어요. 그리고 짜게 먹으면 염분이 지방으로 축적된다고 설명해주시더라고요. 토마토는 염분 배출도 돕고 칼로리도 낮아 마음껏 먹어도 된다고 해서 배고플 때면 토마토를 먹는 것으로 버텼어요."

열심히 관리하고 노력하니 드라마틱한 결과가 나타났다. 체중은 50.9kg에서 44.3kg으로, 허벅지 사이즈는 55.9cm에서 48.1cm로 총 6.6kg과 7.8cm가 감소한 것이다. 이제는 전에 입던 바지의 허벅지가 남아돌 정도다. 예전에는 H라인스커트를 입으면 엉덩이가 튀어나와 민망했는데 지금은 딱 예쁘게 라인이 변했다. "운동으로는 이런 효과를 보지 못했었는데 람스로 평생 스트레스였던 하체 비만에서 탈출할 수 있어서 행복해요. 이제 핫팬츠나 스키니 진도 마음껏 입을 거예요."

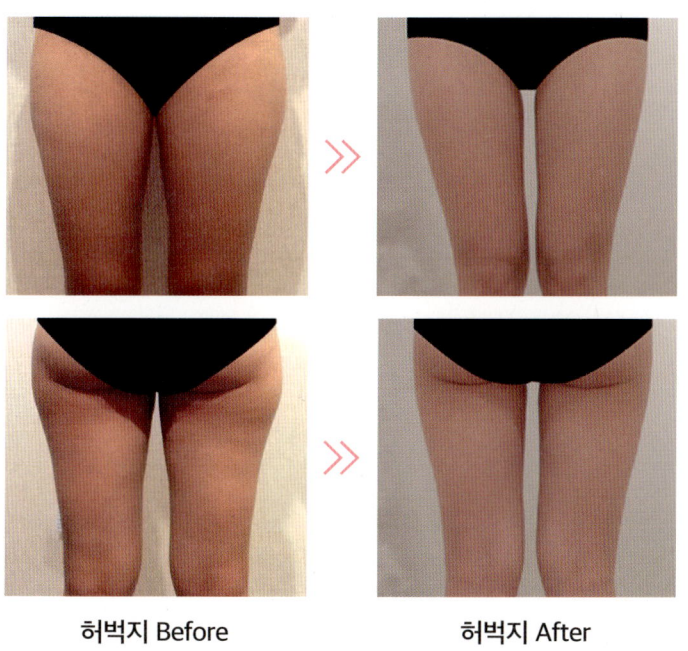

허벅지 Before   허벅지 After

나에게 최고의 선물을
선사하다

박영선 씨(30세)는 이런 저런 다이어트를 해왔지만 성공을 해서 날씬해져도, 다시 살이 쪄서 뚱뚱해져도 언제나 허벅지 살은 튼실하게 유지해온 전형적인 하체 비만이었다. 계속된 다이어트로 피부 탄력은 떨어져 가고, 영양 상태가 좋지 않아 몸의 밸런스도 맞지 않았다. 늘 코끼리 다리처럼 굵기만 한 허벅지를 보면서 스트레스를 받아왔다.

"제 나이 서른이 될 때까지 그동안 안 해 본 다이어트가 없어요. 헬스에 개인 PT는 물론이고 줄넘기, 계단 오르기 등 허벅지 살 빼는 데 좋다면 모두 해 봤어요. 심지어 한약과 양약도 먹어봤고, 식이 조절도 해 봤어요. 하지만 항상 제가 원하던 허벅지는 살이 빠지지 않고, 빠지면 안되는 가슴이나 얼굴 살만 빠져 스트레스를 받아왔어요."

이런저런 노력으로도 빠지지 않는 허벅지 살, 그렇지만 그 때문에 스트레스를 받으며 살기에는 인생이 너무 아깝다는 생각이 들었다. 그래서 영선 씨는 평생 처음으로 자신에게 큰 선물을 주기로 했다. 지방흡입 수술을 받아 볼까 열심히 알아보던 중 지방흡입 수술보다 간단하지만 효과가 좋은 람스에 대해 알게 되었다.

시술 후 처음에는 정말 허벅지 살이 빠진 것인지 긴가민가했다. 하지만 믿고 시술받기로 한 만큼 후관리 프로그램과 식이 요법, 운동을 열심히 병행했다. 하루 이틀이 지나면서 점점 다리가 눈에 익숙해져서 그런지 많이 빠진 게 맞나 싶었는데, 모든 후관리 프로그램이 끝나고 전후 사진을 비교해 보니 달라진 모습을 한눈에 확인할 수 있었다. "너무나 달라진 제 다리 사진을 보니 내가 이제껏 저런 다리를 갖고 살았구나 싶었어요. 제가 둔해서인지 많이 실감하지 못했는데 람스 후 지금까지 몸무게는 55.5kg에서 51kg으로, 허벅지 사이즈는 58cm에서 52cm 까지 줄었더라고요. 저는 몸무게보다는 체지방이 문제인 체질이었는데, 딱 지방량만큼 줄어든 것 같아요."

요즘은 식이 조절에 신경을 쓰지 못해 정체기에 접어들었지만 그래도 허벅지 사이로 부딪히던 살들이 전혀 느껴지지 않는다는 것에, 무겁게 느껴지던 다리가 너무도 가볍게 느껴진다는 것에, 남들이 바라보는 시선이 달라졌다는 것에 영선 씨는 행복한 나날을 보내고 있다.

빠지지 않는 팔뚝 살 공략법

팔뚝 살은 허벅지나 복부 등에 비해 입는 옷의 사이즈를 바꿀 만큼의 파워를 갖지는 못한다. 이 때문에 조금만 긴장을 늦추면 깨닫지 못하는 사이에 축 늘어지고 출렁거리기 십상이다. 긴 소매 옷에서 짧은 소매 옷으로 갈아입어야 할 계절이 돌아오면 왠지 모르게 위축되는가? 그렇다면 팔뚝의 군살을 빼는 데 성공한 이들이 들려주는 스토리를 통해 해답을 찾아보자.

팔뚝 살에게
작별을 고하다

하체 비만에 비해 상체 비만인 사람은 어딘가 모르게 더 둔해 보인다. 게다가 옷으로 커버하기에도 한계가 있다. 이 같은 이유로 매일 넉넉한 사이즈의 후드 티셔츠만을 고집했던 윤지혜 씨(28세). 그녀는 전형적인 상체 비만녀다. 상체의 지방은 특히 팔뚝에 군집되어 있었다.

"상체 비만녀의 비애를 아세요? 하체가 비만인 사람들은 치마를 입어서 어느 정도 커버를 할 수 있고, 치마 디자인도 다양하잖아요. 상체가 비만인 경우에는 입을 수 있는 옷이 후드 티셔츠밖에 없어요."

차려 자세를 하면 옆으로 튀어나온 팔뚝 살 때문에 무슨 옷을 입어도 덩치가 후덕해 보이고 게다가 한 번 살이 찌고 나니 도저히 관리가 되지 않아 연일 인생 최고의 몸무게를 갱신하고 있었다.

이대로 더 이상은 안 되겠다 싶었다. 뭐라도 해 보자는 마음으로 알아보기 시작했는데 지방흡입 수술을 받자니 주사도 못 맞는데 무리겠다 싶었다. 수술할 때 하는 마취도 무섭고 회복 기간이 오래 걸리는 것도 주저할 수밖에 없는 이유였다. 그러다가 친구를 통해 람스를 알게 됐다. 수면 마취도 안 하고, 그 자리에서 바로 지방을 뽑아내는데 통증도 없다고 하니 '대박이다' 싶었다고. 더 이상 고민하지 않고 바로 시술을 받기로 결심했다.

엎드려서 시술받을 준비를 하는데 갑자기 겁이 덜컥 났다고 한다. 하도 무서워하니 간호사 선생님이 긴장을 풀 수 있도록 재미있는 이야기를 들려줘가며 분위기를 띄웠다. 담당 의사 선생님도 시술하는 내내 불편한 곳은 없는지 물어봐주고, 잘 하고 있다며 칭찬을 해주며 다독여줘서 점점 마음이 안정됐고 편안하게 시술을 받을 수 있었다. "주사 맞는 것도 무서워서 벌벌 떨던 제가 마음 편하게 시술받은 적은 처음이에요. 의사 선생님과 이야기를 나누며 시술받다 보니 어느새 시술이 끝났더라고요."

시술이 끝나자마자 팔에서 뽑은 지방을 보여줬는데, 그것만 봐도 속이 다 후련했다. 비록 많은 양의 지방을 뽑은 것은 아니었지만 시술을 받고 나서 후관리 프로그램까지 받으니 확실히 팔의 볼록한 부분이 사라진 것이 느껴졌다. "시술 후 영양 상담을 받으면서 식이 조절을 병행했더니 몸무게가 4kg 정도 감소했고, 팔 둘레는 3cm 정도 감소했어요. 살이 빠지기 시작하니까 계속 빠지는 느낌이에요. 몸도 한결 가벼워졌고요. 생각보다 만족스러운 결과에 기분이 정말 좋습니다."

지혜 씨는 또 다른 계획을 세웠다. 살이 빠지고 있는 상황에서 등 부분의 볼록한 부분도 지방 분해 주사를 맞아 함께 빼 볼 예정이라고. 그동안 입어보지 못했던 블라우스나 민소매 셔츠, 민소매 원피스 등을 마음껏 입어볼 생각에 다이어트를 하는 것마저 즐기고 있다.

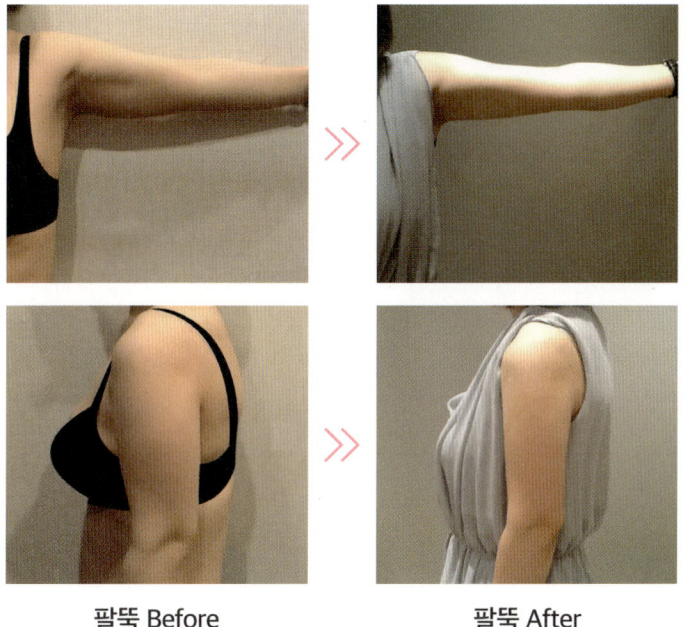

팔뚝 Before   팔뚝 After

람스로 팔의 군살을 버리고
건강한 식습관을 되찾다

5년 차 사회인인 김하은 씨(30세). 사회생활을 하기 전까지만 해도 엄청 말랐던 그녀는 사무실에 앉아서 업무를 하면서 간식을 먹고, 퇴근 후 야식을 먹는 일상을 되풀이하다 보니 몸에 군살이 붙기 시작했다. 그중 가장 심각했던 부위는 팔뚝이었다.

"직장생활을 하면서 받는 스트레스를 계속 먹는 것으로 풀었어요. 그러다 보니 점점 살이 붙기 시작했죠. 람스를 하기로 결심한 건 단순히 살을 빼려는 목적만이 아니었어요. 식습관도 함께 개선해 다시 날씬하고 건강하게 살 수 있는 기회를 만들고자 했던 거예요."

시술 당일 원장님을 만나서 어떤 과정으로 시술이 진행되는지, 시술 후에 어떤 모습으로 변화될 것인지 차분하게 설명을 들을 수 있어서 마음이 놓였다고 한다. 시술을 받는 동안에도 "아까 설명했던 과정 중 어떤 과정을 진행하는 중입니다"라고 이야기해주면서 걱정할 수도 있는 부분에 대해 세세하게 설명을 해주어 편안하게 시술받을 수 있었다.

하은 씨는 람스 시술도 좋지만 이후 관리가 더 중요하다고 생각하는 편이었다. 그래서 식이 영양 상담을 열심히 들었다. 평소에는 밥을 먹지 않고 다이어트식품을 먹거나 세 끼 중 한두 끼를 건너뛰는 등의 불규칙한 식사를 해왔다. 그러다가 스트레스를 받으면 친구들을 만나 늦은 밤까지 술자리를 하며 폭식하는 것으로 스트레스를 풀었다. 식이 영양 상담을 통해 그간의 식습관이 얼마나 건강을 해치는지 전보다 절실히 알게 되었다. 이후 탄수화물, 단백질, 식이 섬유가 고루 들어 있는 식단으로 바꾸고 식사를 규칙적으로 챙겨 먹기 시작했다. 그러자 차차 효과가 나타났다. "건강한 식단으로 식사를 챙겨 먹으니 몸이 건강해지는 기분이 들었어요. 체중이 줄고 팔의 라인도 눈에 띄게 달라졌고요. 이 정도까지 효과가 있을지 몰랐는데, 라인이 달라지는 게 눈에 보이니까 랍스하길 정말 잘했다는 생각이 들어요." 하은 씨는 이제 다시 예전의 호리호리한 몸매를 자랑하게 됐다. 팔 둘레도 29.4cm에서 26.7cm로 2.7cm나 줄었다.

주부가 아니라
여자로서의 행복을 느끼다

평소 외모에 관심은 많지만 살만은 마음대로 할 수 없더라는 주부 구민정 씨(41). 스스로 지은 별명이 '365일 다이어트 하는 여자'일 만큼 그녀에게는 다이어트가 일상이었다. 결혼 전부터 통통했던 민정 씨는 한 번도 음식을 마음껏 즐겁게 먹어본 적이 없었다. 그렇다고 살이 빠지는 것도 아니었다. 결혼과 출산, 육아로 인해 살들은 점점 방치되기 시작했다. 가장 심각한 곳은 육아와 살림 때문에 근육이 붙은 팔뚝이었다.

"전체적으로 통통한 편이지만 가장 심각하게 느껴진 곳이 팔뚝이에요. 떡 벌어진 어깨와 후덕한 팔뚝 살은 집안 내력이거든요. 저희 집 모든 여자들이 팔뚝 살 때문에 콤플렉스를 갖고 있어요."

그러나 이미 찐 팔뚝 살은 어쩔 도리가 없었다. 운동이나 식이 요법, 한약의 힘을 모두 빌려봤지만 하는 족족 실패하고 말았다. 그런 그녀가 시술을 받겠다고 결심한 계기는 뜻밖이었다. "지난 여름에 큰맘 먹고 성형 수술을 받으려고 성형외과를 찾았어요. 세 군데에 상담을 다녔는데, 모두 다 차라리 살을 먼저 빼 보는 게 좋겠다고 하더라고요. 내 돈 내고 수술하겠다는데도 돌려보낼 정도면 대체 내 몸이 어떤 상태인지, 심각하다고 생각하게 됐죠." 하루라도 빨리 방법을 찾아야겠다는 생각에 밤잠을 설치며 인터넷을 폭풍 검색하다가 람스에 대해 알게 되었고, 수많은 후기들을 읽으면서 시술을 받아야겠다는 마음이 점점 확고해졌다고 한다.

시술 당일 떨렸지만 친절한 간호사와 의사 선생님 덕에 편안하게 시술을 마칠 수 있었다. 큰 결심을 하고 돈을 들인 만큼 좋은 효과를 보기 위해 람스센터에서 조언하는 대로 식이 조절도 열심히 하고 하루에 1시간씩 걷기 운동도 빼놓지 않고 했다. "원래는 식이 조절을 한다고 해도 금세 결심이 흐트러지곤 했어요. 근데 람스 시술을 받고 나니 사람이 독해지더라고요. 예전과는 달리 주어진 식단에 맞춰 정말 열심히 식이 조절을 했어요."

민정 씨의 체중은 65kg에서 56kg으로, 팔 둘레는 31cm에서 27cm로 줄었다. 가장 놀라운 것은 팔뚝 라인이 매끄러워졌다는 것이다. "조깅을 하다가 그림자가 보이면 자연스럽게 팔뚝을 보게 돼요. 일자로 라인이 쭉 뻗은 팔뚝을 보니 저도 모르게 웃음이 나더라고요." 요즘은 주변에서 예뻐졌다는 말도 많이 듣게 됐다. 또한 식이 요법을 한다고 채소

위주로 먹다 보니 덤으로 피부까지 좋아졌다. "예뻐졌다는 칭찬을 들으니 덕분에 자신감도 생겼어요. 셀카도 자주 찍고, 팔뚝이 드러나는 민소매 옷도 사 입고요. 요즘은 정말 한 아이의 엄마, 한 남자의 아내가 아니라 여자로서의 행복감을 느껴요."

라인이 예뻐지는 최고의 비결

옆구리, 등, 종아리… 국소 부위의 체지방만을 쏙 빼기는 어렵다. 이 부위를 빼려고 운동을 하면 다른 부위의 지방이 함께 빠진다. 체지방은 국소 부위가 아니라 전신에서 비슷한 비율로 감소하기 때문이다. 이렇게 특정 부위의 사이즈를 줄이고 싶은 경우에는 시술을 받는 것이 효과적이다. 그러고 나서 이 부위의 탄력을 더하는 운동을 해 보자. 골칫거리 콤플렉스였던 부분이 오히려 매력적인 부위로 바뀌는 놀라운 경험을 할 수 있을 것이다.

////

몇 년째 고민이었던
러브핸들을 내려놓다

김소현 씨(30세)가 살이 쪘다고 느낀 것은 옆구리 살이 잡히기 시작할 때였다. 위기감에 열심히 다이어트를 해 보았지만 모두 허사였고, 오히려 한 번 불어난 세포들이 탄력을 받았는지 더 찌기만 했다. 게다가 아랫배까지 두툼한 살들이 이어져 볼썽사나운 몸골이었다.

"뱃살도 문제지만 옆구리에 찐 살이 더 큰 걱정이었어요. 40~50대 아저씨들에게만 있다고 생각해왔던 러브핸들이 제 옆구리에 생겼으니 말 그대로 충격이었죠."

다급한 생각에 정말 여러 가지 다이어트를 해 봤다. 돈이 많이 들어도 다이어트 효과가 좋다고 하면 주저하지 않고 도전했다. 하지만 그럴수록 매번 쓴맛만 봤다. 그럴 때마다 차라리 지방흡입 수술이라도 받는 게 나을지 고민했다. 그렇게 3년이 넘는 시간 동안 고민하며 헛된 시간을 보냈다. 그러다 알게 된 람스는 소현 씨에게 한 줄기 빛과 같았다. 겁이 많은 편인데도 통증 없이 간단하게 지방을 뺄 수 있는 람스는 받아볼 수 있겠다는 생각이 들었다. 옆구리가 워낙 국소 부위라서 시술도 10분 정도 걸렸고, 시술이 진행되는 동안 친절하게 응대해줘 마음이 편안했다.

람스를 받고 후관리 프로그램까지 끝마치고 나니 몸무게는 57.8kg에서 55.2kg으로, 허리 둘레는 82.5cm에서 79.2cm로 줄었다. 몸무게보다는 라인에 확실한 변화가 생겼다. 허리의 군살이 없어져 라인이 드러나게 된 것이다. 게다가 누워 있거나 숨을 크게 들이마시면 갈비뼈가 보이고, 치골도 보이기 시작했다. "모든 후관리 프로그램이 끝나고 라인이 좀 더 완벽해지면 옷을 사야겠다는 생각이 들어 옷 구경을 했어요. 그냥 피팅만 하려고 했는데 M 사이즈를 입었던 제게 S 사이즈가 딱 맞는 거예요. 기분 좋은 마음으로 충동구매를 했죠."

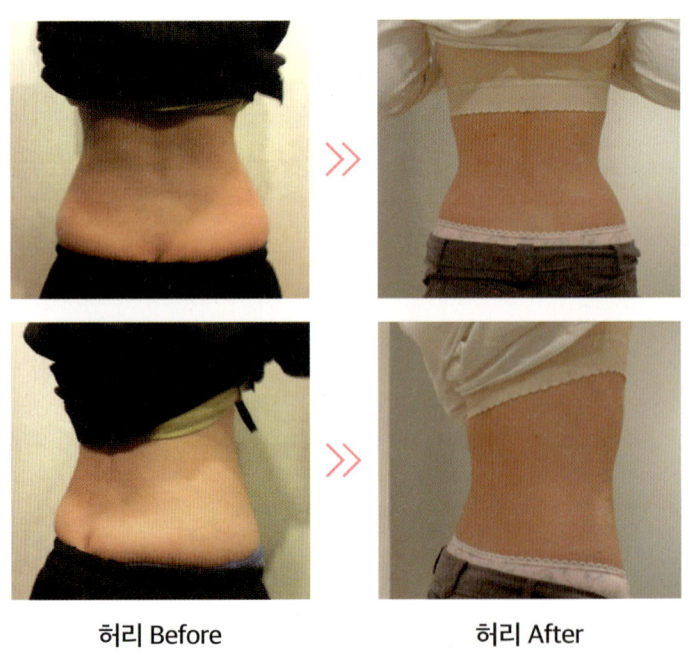

허리 Before　　　　　　　　　허리 After

소현 씨는 혹시라도 시술을 망설이고 있는 사람들에게 하루라도 빨리 시술을 받는 것이 이득이라고 조언했다. "저도 오래 고민했는데 하고 나니 '하루라도 일찍 할 걸' 하는 후회가 남아요. 그동안 다이어트를 하며 받은 스트레스와 비용들을 생각해 보니 좀 아깝더라고요. 하루라도 빨리 시술을 받고 지긋지긋한 고민에서 탈출하세요."

종아리의 알을
쏘옥 빼내다

유치원 교사로 일하고 있는 최유민 씨(31세). 아이들과 함께 생활하다 보니 오전에는 맛있는 간식과 점심을 먹고, 오후에는 동료 교사들과 오후 간식을 즐기고… 원래 뚱뚱한 편이었지만 점점 더 몸이 비대해졌다. 야근이나 회식도 잦고 과자와 믹스커피, 치킨, 피자, 햄버거, 분식 등 인스턴트 간식들을 즐기는 식습관은 상황을 더욱 악화시켰다.

"생각 없이 이것저것 가리지 않고 먹어 치우던 날들이 후회됐어요. 아직 서른한 살밖에 되지 않았는데, 예쁜 옷도 입고 싶고 스스로에게도 당당한 모습을 되찾고 싶었어요. 그래서 살을 빼야 한다는 마음이 간절해졌죠."

어릴 때부터 뚱뚱했기 때문에 정말 안 해 본 운동, 안 해 본 다이어트, 안 먹어본 약이 없을 정도로 다양한 경험들을 했다. 식이 요법과 개인 PT를 통해 살을 빼기로 결심하기도 했지만 이것도 녹록하지 않았다. 그러던 어느 날 '이제 우리 나이는 체력이 많이 떨어지고 몸 상태도 예전 같지 않아 운동이나 식이 요법으로는 절대 살을 못 뺀다'라는 사촌 동생의 이야기를 듣고 결심이 와르르 무너졌다. 사촌 동생은 차라리 지방흡입 수술이 살을 뺄 수 있는 지름길이라고 했다. "여러 가지 복잡한 생각들이 앞섰어요. 내가 그런 선택을 해야 하는 지경이라는 현실을 피하고 싶은 마음, 지방흡입 수술에 대한 두려움이 있었지만 살을 빼고자 하는 욕심이 더 컸죠."

람스센터에서 받은 상담은 시술을 결정하는 데 큰 도움이 됐다. 람스에 대한 전반적인 정보와 궁금증을 해결해줬고, 무엇보다 이 시술을 왜 받아야 하는지 생각해 볼 수 있는 기회가 되었다. 유민 씨는 가장 시급한 종아리부터 시술받기로 결정했다. 종아리는 그동안의 운동 부작용과 고도 비만으로 알이 툭 튀어나와 있어서 가장 부끄러운 부위였기 때문이었다. 말 그대로 굵은 무다리처럼 보이는 종아리의 라인을 예쁘게 만들기 위한 시술이 시작됐다. 시술 후 종아리에서 뽑은 지방을 보니 신기했다. '이 지방 덩어리와는 이제 영원히 안녕이구나'라는 생각에 속이 시원했다. 시술 후에는 걷기와 러닝머신에서 가볍게 달리기를 하고 스트레칭을 매일 반복했다.

후관리와 약 처방, 식이 영양 상담도 많은 도움이 됐다. 고단백, 저 탄수화물 위주의 식단을 지키고 기름진 음식이나 인스턴트식품, 과자, 아이스크림 등은 절대 먹지 않았다. 대신 간식이 당길 때는 호밀빵으로 샌드위치를 만들어 먹거나 수육을 먹으면서 스스로의 노력에 보상을 해주고, 음식에 대한 욕구를 잠재웠다. 덕분에 몸무게와 사이즈가 많이 줄었다. 93.5kg이었던 몸무게는 79.1kg으로 무려 14.4kg을 감량했고, 종아리 둘레도 45cm에서 40.5cm로 4.5cm 감소했다. 최근에는 '랑스 시술을 받지 않았으면 어땠을까' 하는 생각을 자주 한다. "종아리는 시술을 받아도 많이 줄어들지 않는다고 했어요. 라인을 예쁘게 만드는 것에 중점을 두라고 하시더군요. 지금은 알이 없어져서 예뻐진 종아리 라인을 볼 때마다 정말 만족스러워요. 앞으로 허벅지와 복부, 팔과 등도 차차 랑스로 예쁜 보디라인을 만들 거예요."

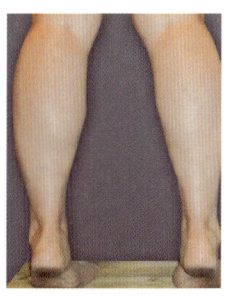 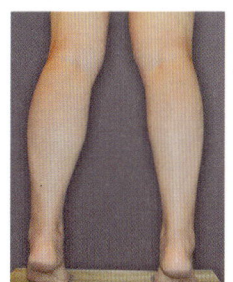

종아리 Before   종아리 After

울퉁불퉁한 등 살을
떠나보내다

박윤지 씨(33세)는 짧은 기간 급격하게 살이 찐 케이스였다. 원래도 날씬한 편은 아니었지만 스트레스와 폭식으로 인해 6개월 만에 10kg이 증가했다. 원래 얼굴이 작고 뱃살은 다른 부위에 비해 없으면서 팔뚝과 등에 살이 빵빵한 편이어서 66 사이즈의 상의를 입으면 몸이 공처럼 둥글어 보이는 체형을 갖고 있었다. 단순히 살이 빠진다고 해서 해결될 문제는 아니었다. 등은 가장 나중에 살이 찌는 부위기도 하고 그만큼 살을 빼기도 어려운 부위다. 그런데다 브래지어를 입으면 울퉁불퉁하게 살이 튀어나오는 라인이 민망할 정도였다. 불현듯 이렇게 방치해서는 안 된다는 생각이 들었다. 지인의 소개로 람스 시술을 알게 됐고 상담부터 예약까지 일사천리로 진행됐다.

람스 시술을 받기로 한 날짜가 다가올수록 떨린다기보다는 오히려 어떻게 될까 궁금해서 설레었다. "상담 때 등만 어떻게 하면 몸이 진짜 작아 보일 것 같다고 해서 점점 기대감이 증폭됐어요. 지방흡입 수술처럼 거한 수술이 아니라는 점도 부담감이 덜했고요. 시술이 끝나고 등에서 뺀 지방을 보여줬는데 엄청 뺐다는 말에 뿌듯했어요."

윤지 씨는 시술을 받고 나서 그 어떤 불편함도 느껴지지 않았다고 한다. 집에 가는 길에 마트에 들러 1시간 넘게 쇼핑도 했을 정도였다고. 그만큼 아프지도 않고 일상생활에도 아무런 지장이 없었다. 시술받고 처음 일주일은 운동을 약하게 했는데, 그러다가 다리에 금이 가서 운동을 하지 못하게 됐다. 그래서 후관리 프로그램과 식이 요법만으로 사후 관리를 할 수밖에 없었다. 그럼에도 불구하고 시간이 지날수록 몸의 라인이 변하는 게 느껴졌다.

한 달 후 윤지 씨의 몸무게는 77kg에서 70kg으로 줄었고, 등에 살이 접히는 일도 더 이상 없었다. 옷 사이즈도 달라졌다. 아직까지 55 사이즈를 입지는 못하지만 66 사이즈의 상의를 입으면 헐렁하게 남는 정도가 되었다. "사실 지금도 살이 빠지기는 했지만 키에 비해 날씬한 체형은 아니에요. 그런데도 회사에서 사람들이 하나같이 살이 많이 빠졌다고 난리고, 친구들도 날씬해 보인다며 다이어트 비결을 물어요. 살 빼고 나면 입으려고 사둔 타이트한 화이트 셔츠를 입게 된 것이 가장 만

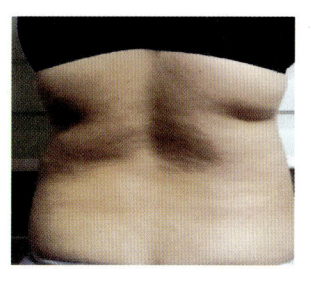
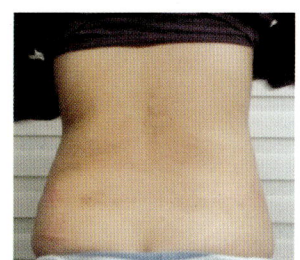

등 Before   등 After

족스럽답니다." 이렇게 편한 방법으로 고민을 한번에 해결할 수 있었는데 그동안 미련하게 굶고 고통스럽게 운동하면서도 그만큼 효과를 얻지 못해서 괴로워했던 게 가장 후회스럽다는 윤지 씨. 그녀는 운동이나 식이 요법만으로는 국소 부위의 군살을 뺄 수 없으니 고민되는 부위별로 람스의 힘을 빌려보는 것이 현명한 길이라고 조언한다.

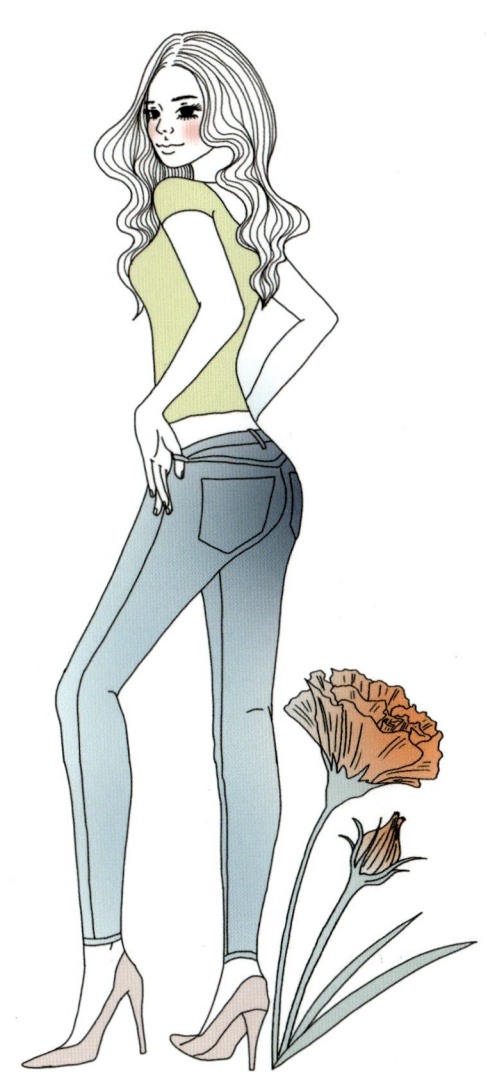

람스를 받고 나서 라인이 슬림해지고 사이즈와 몸무게
가 감소하는 효과를 보았다면 그다음은 어떻게 해야 할
까? 예전과 같은 식습관, 생활습관을 바꾸지 않는다면
다시 예전의 몸으로 돌아가게 될 것이다. 365mc 람스센
터에서는 람스 시술 후에도 계속해서 최상의 몸 상태를
유지할 수 있도록 다양한 방법으로 관리해주고 있다.
람스 후 다이어트 효과를 더욱 극대화시킬 수 있는 과
학적이면서 체계적인 후관리 프로그램은 무엇인지 함
께 알아보자.

5

화소,
다이어트의 끝이 아닌
시작이며!

S라인을 완성하는 자가 관리법

아무리 좋은 시술을 받았더라도 사후 관리가 제대로 되지 않는다면 완벽하게 원하던 결과를 얻지 못한다. 람스도 마찬가지다. 시술 후 어떻게 관리했느냐에 따라 효과가 더 빨리 나타날 수도, 회복이 늦어 질 수도 있으므로 철저한 관리가 필요하다.

람스 후
왜 관리가 필요할까?

람스 시술을 받고 나면 그 즉시 꿈에 그리던 S라인이 될 것이라는 기대에 부풀게 된다. 그렇게 된다면 더할 나위 없이 좋겠지만 시술 후 만족할 만한 결과를 얻기까지는 어느 정도 시간이 걸린다. 람스는 지방을 가두고 있는 섬유질의 막을 깨뜨린 뒤, 지방을 뽑아낸다. 이로 인해 생긴 빈 공간을 근육으로 채워 라인을 예쁘게 만들려면 4주 정도의 시간이 걸린다.

하지만 4주가 지났다고 해서 누구나 조건 없이 원하는 몸매를 얻게 되는 것은 아니다. 4주의 시간은 람스의 효과를 극대화할 수 있는 기간이다. 이 기간에 용해된 지방을 몸 밖으로 배출시키는 365mc 람스센터의 후관리 프로그램을 주기에 맞춰 받으면 사이즈가 좀 더 빠르게 줄어든다. 또한 식이 요법으로 체중을 조절하고 운동을 통해 지방이 빠진 자리를 근육으로 채우면 예상했던 것보다 훨씬 더 예쁜 몸매를 만들 수도 있다.

173

365mc 람스센터의 후관리,
이렇게 이루어진다

1. 피트니스 센터

람스 시술 후에는 지방이 빠진 자리에 근육을 채워야 탄력 있는 보디라인을 만들 수 있다. 그러려면 운동은 필수다. 람스센터에서는 과학적이고 체계적인 맞춤 운동 프로그램을 진행하며 람스 후에는 부위별, 증상별로 맞춤 운동을 할 수 있도록 피트니스 센터를 운영하고 있다.

피트니스 센터는 가상현실을 반영한 대형 스크린과 러닝머신으로 세계 각국의 유명한 자연과 도시를 달리며 운동하는 듯한 느낌을 주는데, 이 점이 다른 피트니스 센터가 갖지 못한 차별화된 장점이다. 가상현실을 영상으로 보여주어 실내가 아니라 실외 운동을 하는 효과를 얻을 수 있기 때문이다.

영국 등 해외에서 발표된 비만 관련 연구 자료에 따르면 운동을 할 때 실외에서 음악을 들으며 운동하는 것이 그렇지 않은 상황보다 운동 효과가 높다고 한다. 지구력이 향상되어 더욱 오래 운동에 몰입할 수 있고, 심장 및 혈관 건강에도 더욱 좋다는 것이다. 피트니스 센터가 제공하는 대형 스크린의 흥미로운 영상과 경쾌한 음악이 운동 강도는 높이면서 피로도는 상대적으로 낮추는 효과를 준다. 운동하는 재미를 알아가며 스스로 운동하는 습관을 길러줘 장기적인 비만 치료에도 도움을 준다.

또한 홈페이지와 애플리케이션을 통해 개인별 맞춤 운동 처방과 운동 기록 등을 관리할 수 있으며, 실시간으로 자신의 상태를 확인할 수 있는 것도 장점이다.

2. 후관리 프로그램

람스는 지방 세포 조직을 깨고 몸 안의 지방을 빼내고 나서, 지방을 녹이는 용액을 주입해 시술을 마무리한다. 이 용액 덕분에 시술을 받은 뒤에도 몸 안에서 지방이 분해될 수 있다. 보통은 자연스럽게 사라지지만 분해된 지방이 체내에 남아 있을 수 있기 때문에 람스센터에서는 람스 시술 후 1, 3, 5주에 걸쳐 총 3회의 특별한 후관리 프로그램을 진행하는데, 몸속에 용해되어 남은 잔여 지방을 체외로 배출하는 데 효과적인 프로그램이다.

3. 식이 영양 상담

람스 시술을 받고 나면 이후 환자마다 자가 관리를 어떻게 하느냐에 따라 회복 속도와 결과가 다르다. 집에서도 식이 요법이나 운동을 통해 관리할 수 있지만 전문가의 꾸준한 관리야말로 그 어느 것보다 크게 도움이 된다. 특히 식습관 개선은 다이어트를 하는 사람들이 가장 어려워

하는 부분이기 때문에 전문가의 도움이 반드시 있어야 한다. 람스 시술을 받고 나면 람스센터에서 자체 개발한 식사 일기를 받게 되는데, 이를 작성함으로써 무의식중에 섭취하는 칼로리, 잘못된 식습관, 하루 식사량 등을 스스로 점검할 수 있다. 또한 기록한 식사 일기를 바탕으로 임상 영양사와의 1:1 맞춤 상담을 통해 식생활을 올바르게 개선하고 체중을 줄일 수 있도록 체계적이고 전문적인 도움을 받는다.

4. 특별 체중 관리 프로그램

시술 전과 후의 체중 및 사이즈 변화를 체크하는 과정은 시술의 효과를 눈으로 확인하면서 부족한 부분을 운동과 식이 요법으로 보완할 때 중요하게 작용한다. 직접 자신의 몸 상태가 어떤지 과학적인 측정 수단을 통해 눈으로 보느냐 못 보느냐에 따라 시술 이후 관리에 임하는 마음가짐이 달라지기 때문이다. 람스 시술 이후에는 눈으로 확인할 수 없는 체형의 전후좌우를 분석하는 3D 체형 측정기를 통해 변화하는 체형의 전체적인 보디라인과 체중, 사이즈 등을 세밀하게 분석한다.

충분한 수분 섭취와 휴식이
회복을 돕는다

시술을 받고 나서는 물을 충분히 마시는 것이 좋다. 람스 시술로 지방을 빼내면 지방과 함께 체액도 빠져나온다. 평소보다 더욱 많이 마신다는 느낌으로 물을 마셔야 빠져나온 체액만큼 수분을 보충할 수 있다.

또한 시술을 마무리할 때 지방 분해 용액을 주입하는데, 물을 충분히 마시면 신진대사가 활발해져서 미처 나오지 못한 지방 분해 용액과 녹아내린 지방을 빨리 배출해 다이어트 효과가 더욱 극대화된다. 몸속에서 지방을 빼내면 아무래도 시술 전보다 혈액 순환이나 신진대사 기능이 떨어질 수밖에 없기 때문에 물을 많이 마셔야 한다.

1~2일이 지나면 신진대사 기능이 정상으로 회복되지만 그동안은 자리에서 일어날 때 어지럼증이 생길 수도 있다. 시술 당일과 다음 날까지는 소화되기 쉬운 부드러운 음식을 먹으며 안정을 취하고, 앉거나 누웠다가 일어날 때는 천천히 일어난다.

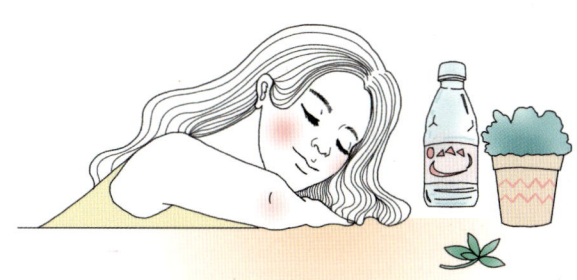

술, 담배 금지!
전기장판, 핫팩, 사우나도 피할 것!

혈액 순환이 잘 되어야 회복이 빠르다. 술은 일시적으로 혈관을 확장시켜 혈액을 순환시키기도 하지만 알코올 성분이 간에 무리를 주고, 결국은 신진대사율을 떨어뜨린다. 그렇기 때문에 회복기에는 술을 멀리하는 것이 좋다. 담배는 혈관을 축소시킬 뿐 아니라 우리 몸에 필요한 영양소를 파괴하고, 니코틴을 비롯한 유해 물질이 많이 들어 있으므로 무조건 피한다.

또한 전기장판, 핫팩, 사우나도 위험하다. 피하 지방은 체온을 유지하는 보호막 역할을 하기 때문에 갑자기 많은 양의 지방을 빼내면 한기를 느낄 수 있다. 수술 후 며칠 동안은 한기가 지속될 수 있는데, 이때 춥다고 전기장판이나 핫팩을 사용하거나 사우나를 하면 시술 후 무뎌진 감각 때문에 뜨거운 것에 대한 반응이 느려져 화상을 입을 수 있다. 심하면 피부가 열에 괴사될 수도 있으니 절대 금해야 한다. 반대로 지방흡입을 한 부위에 열감이 있을 수 있는데, 이때도 아이스팩은 절대 금지다. 감각이 둔화되어 있는 상태에서 동상에 걸릴 수 있기 때문이다.

람스 후 3개월까지는
경락 마사지를 삼간다

람스 시술 후에 적당한 마사지를 하면 혈액이나 림프의 순환을 촉진해 부기가 빠지고 회복하는 데 도움이 된다. 하지만 시술 부위에 가해지는 자극이 과하면 오히려 부작용이 생길 수 있다. 안경 케이스나 핸드폰과 같이 평평한 도구로 살살 쓰다듬는 느낌으로 마사지하는 정도가 적당하다.

특히 경락 마사지는 각별히 조심해야 한다. 지방을 뽑아내면 어쩔 수 없이 림프의 조직이 손상된다. 이 때문에 림프 순환이 잘 되지 않아 부종이 생긴다. 그런데 부종을 빨리 가라앉히려고 경락 마사지를 받으면 오히려 림프 조직을 더욱 손상시키는 결과를 초래한다. 경락 마사지는 몸의 상태가 좋을 때 받아도 멍이 들거나 부종이 생길 정도로 자극이 크다. 따라서 람스 시술 후 완전히 회복되기 전까지는 경락 마사지를 피하는 것이 좋다.

람스 시술 후
이것만은
주의하자!

01 시술 당일에는 식사를 절대 거르지 말자. 지방을 분해하는 용액이 체
내에 흡수되면서 일시적으로 어지러움이나 손 떨림 증상이 생길 수 있다.
이를 예방하기 위해서는 반드시 식사를 해야 한다. 시술 직전 식사를 하는
것도 도움이 된다.

02 시술 당일은 수분을 충분히 섭취한다. 람스 시술 시 지방을 빼내면서
자연스럽게 체내의 수분도 함께 빠져나오는데, 물을 마셔서 부족한 수분
을 보충해주어야 한다. 또한 물을 마시면 지방을 분해하는 데 사용한 지방
분해 용액과 미처 빠져나오지 못한 지방을 배출하는 데도 효과적이다.

03 시술 직후 주입된 지방 분해 용액이 주삿바늘 구멍을 통해 약간 새어
나올 수 있다. 이때 용액이 고여 있던 혈액과 같이 섞여 나오면 핏물처럼
보일 수 있으나 문제가 있는 것은 아니므로 안심해도 된다. 주입된 용액이
많이 새어나오면 거즈를 떼서 용액을 닦고, 밴드를 붙이거나 그냥 흐르도
록 상처 부위를 열어두어도 된다.

04 람스를 시술받은 부위는 지방 분해 용액을 주입했기 때문에 평소보다 부피가 더 늘어날 수 있는데 부종이나 감염에 의해 붓는 것이 아니다. 수일 내에 정상으로 회복되고 점차 사이즈가 감소하는 것을 육안으로도 확인할 수 있으므로 너무 걱정하지 않아도 된다.

05 간혹 주삿바늘 구멍 주위의 피부가 따끔거릴 수 있다. 람스 시술 초반에 받는 국소 마취 시 약간 따끔거리는 통증을 느끼지만 곧 통증이 사라지는 것처럼 시술 이후에도 피부 표면의 상처가 아무는 과정에서 따끔거림이 나타난 것이므로 지나치게 걱정하지 않아도 된다. 따끔거림은 서서히 호전된다.

06 샤워는 시술 다음 날부터 가능하다. 람스 시술을 받고 나면 주삿바늘로 인한 상처가 남을 수 있는데 이 부위가 물이나 보디워시, 로션 등으로 인해 감염될 수 있기 때문이다.

07 시술 부위가 얼얼하게 느껴지는 통증이나 부종 등은 정상적으로 나타나는 반응이며 수일 내에 자연스럽게 완화되므로 염려하지 않아도 된다.

08 시술 후에는 약물을 처방받는데, 이는 염증을 예방하는 데 필요하므로 반드시 정해진 시간에 정해진 복용량을 먹는다.

09 람스의 효과를 높이기 위해서는 시술 후의 관리 또한 잘되어야 하므로 체중 조절을 위해 노력하는 게 중요하다. 시술을 받고 나서 람스센터에서 제공하는 후관리 프로그램을 제때 받고 식이 요법이나 운동, 전문의가 처방한 의약품 등의 도움을 받는다.

복부 시술 후 바른 자세 유지하기

복부를 시술받고 나서 구부정한 자세로 앉지 않는다. 몸을 앞으로 구부리면 배가 접혀 라인이 생기고 배꼽 주변으로 지방이 뭉칠 수 있기 때문이다. 이때 임산부처럼 배를 약간 앞으로 내밀고 허리를 곧게 펴는 자세를 취하는 것이 도움이 된다. 무의식중에라도 배에 주름이 잡히게 구부정하게 앉아 있지 말고 바른 자세를 유지한다.

람스 시술 이후,
이것이 궁금하다!

람스는 멍과 부종이 없나요?

지방이 단단하게 뭉쳐져 있는 경우에는 멍이 좀 들기는 하지만 지방흡입 수술이나 다른 주사 시술보다 멍이 잘 생기지 않습니다.

다만 지방을 녹이는 용액을 넣기 때문에 1~2일 정도는 시술 부위가 조금 빵빵하게 느껴질 수 있고, 부종이 생긴 것처럼 느낄 수도 있습니다. 그러나 부종과 같은 느낌은 일주일 이내에 자연스럽게 사라집니다.

샤워랑 운동은 언제부터 가능한가요?

주삿바늘 상처 때문에 감염에 노출될 수 있으니 샤워는 시술 다음 날부터 해야 합니다. 람스 후 생기는 상처는 바늘 자국 정도이기 때문에 샤워를 할 때 따로 방수 밴드를 붙일 필요는 없습니다.

운동은 당일부터 가능하지만 움직임이 심하거나 시술 부위가 눌리면 주입해놓은 지방 분해 용액이 조금 새어나올 수 있으니 과격한 운동은 삼가주세요.

용액이 새어나오면 효과가 없는 게 아닐까요?

람스를 받고 나면 국소 부위에 지방 분해 용액이 집중되어 있다 보니 안에서 용액이 새어나와 거즈가 젖으면서 흐를 수 있습니다. 시술 다음 날이면 용액이 나오지 않지만 많이 불편하면 그냥 거즈를 떼고 용액을 닦거나 밴드를 붙이면 됩니다. 용액이 새어나온다고 해서 효과가 떨어지는 것은 아니므로 안심하셔도 됩니다.

후관리는 꼭 일주일이 지나고 나서 받아야 하나요?

효과를 극대화하기 위해서는 일주일에 한 번씩 관리를 받는 것이 좋습니다. 다만 시간이 여유롭지 않다면 일주일씩 기다리는 대신 5일 간격으로 받아도 괜찮습니다.

압박복을 입어야 하나요?

람스는 지방흡입 수술처럼 압박복을 필수로 착용하지 않아도 됩니다. 다만 시술 후 주입한 지방 분해 용액이 간혹 주삿바늘 구멍 밖으로 흘러나오는 경우가 있는데, 이때 흘러나오는 용액이 불편하게 느껴지면 압박복을 착용해도 좋습니다.

잘 먹으면서 살 빼는 식이 조절 노하우

건강한 다이어트를 위해서는 무작정 안 먹기보다는 어떻게 먹느냐가 중요하다. 특히 람스 시술을 받고 나서는 체중을 줄이면서 지방을 뺀 자리에 탄력 있는 근육을 채워야 한다. 그러기 위해서 칼로리는 낮고 단백질 함량은 높으면서 당 지수는 낮은 건강한 먹거리가 필요하다. 굶지 않고 잘 먹는 성공적인 식이 요법 노하우를 소개한다.

다이어트의 성공 포인트는
'식이 영양 상담'

람스 후 더욱 성공적인 다이어트 결과를 내고 싶다면 전문가에게 식이 영양 상담을 받는 것이 좋다. 람스센터의 연구 결과, 식이 영양 상담을 성실하게 받고 실천하는 것만으로도 최소 2kg은 줄어드는 효과가 있는 것으로 나타났다. 람스센터는 지난해 4~6월 동안 람스 시술을 받고 2개월 동안 식이 영양 상담 센터를 방문한 1,208명 중 임상 영양사에게 식이 영양 상담을 3회 이상 받은 그룹(성실군 609명)과 그렇지 못한 그룹(불성실군 599명)의 체중을 비교 분석했다. 성실군은 평균 4.7kg, 불성실군은 2.6kg을 감량한 것으로 나타났다. 특히 체중 감량을 필요로 하는 체질량 지수(BMI) 23 이상의 과체중 608명을 비교했는데 성실군은 평균 5.8kg, 불성실군은 이보다 낮은 3.5kg을 감량했다.

식이 영양 상담은 전문 임상 영양사의 지도에 따른 식사 일기 작성, 식단 및 식이 패턴의 문제점 파악, 생활습관 교정, 영양 교육 등으로 이뤄진 임상 및 상담 등으로 진행된다. 이선호 365mc 비만클리닉 이사장은 "연구 결과 람스 시술 후 의무적으로 시행하고 있는 식이 영양 상담이 실제로 수술 후 체중 감량에 크게 기여한다는 사실을 알게 되었다. 시술을 받았다고 해서 다이어트가 끝났다고 생각해서는 안 되며, 비만의 원인이 되는 잘못된 식습관 및 운동습관을 개선해야 근본적인 비만 치료가 가능하다"라고 강조한다.

\\\\\

설탕과 알코올 섭취 NO! 단백질 섭취 YES!

랍스는 지방을 빼는 것으로만 끝나는 것이 아니라 지방층 사이의 섬유질 막을 제거하기 때문에 지방 분해가 원활하게 일어나며 분해된 지방도 잘 배출된다. 따라서 시술을 받고 나서 관리 기간 동안 지방 분해를 방해하는 설탕과 알코올을 되도록 섭취하지 말고 식이 조절을 병행하면 지방 분해 효과를 증가시킬 수 있다.

설탕은 혈당을 급격히 상승시켜 혈당을 조절하는 인슐린의 분비를 촉진한다. 인슐린이 과다하게 분비되면 지방의 합성을 증가시키며, 스트레스 호르몬인 코르티솔을 분비해 폭식을 유발한다. 알코올은 영양소의 소화·흡수를 방해해 지방이 체내에 쌓이게 만든다. 또한 알코올 자체만으로도 1g당 7kcal의 열량을 가진 고칼로리 식품인데 삼겹살, 갈비, 치킨 등의 고칼로리의 안주를 함께 섭취했을 경우 한 끼에 1,000kcal를 넘는 에너지원을 흡수하기 쉬우니 주의해야 한다.

한편 랍스를 받고 나서 체중 감소를 위한 저열량 식사를 하다 보면 단백질 섭취량이 줄어들기 쉽다. 하지만 근육량을 유지하고 피부 탄력을 증가시키려면 단백질 섭취에 신경 써야 한다. 그러나 자칫 지방 함량이 높은 단백질을 섭취하면 하루에 필요한 단백질의 양은 다 채웠을지라도 칼로리를 과잉 섭취하게 되기 쉽다. 단백질을 섭취하는 것도 중요하지만 칼로리의 제한적 섭취도 중요하므로 삼겹살, 양념갈비, 베이컨, 치즈, 통조림 참치 등의 고지방 단백질은 피하고 돼지고기, 쇠고기, 생선 등 저지방의 단백질을 섭취하거나 단백질 파우더를 따로 챙겨 먹는 것이 도움된다.

현명한 다이어트를 위한
체크 포인트

다이어트를 하는 사람들은 식이 요법을 할 때 칼로리를 유독 신경 쓴다. 하지만 제대로 살을 빼기 위해서는 저칼로리 음식을 먹는 것보다 더 주의해야 할 사항이 있다. 특히 람스 후에는 열량은 낮으면서 단백질과 각 영양소의 공급이 충분한 식사를 해야 하기 때문에 어떤 음식을 먹느냐가 그 어느 때보다 중요한 문제다. 람스를 받고 나서 관리하는 기간 동안 칼로리만큼 따져봐야 할 것들을 소개한다.

1. 당 지수(GI)를 확인하라

건강한 다이어트를 하기 위해서는 칼로리만큼 중요하게 따져봐야 하는 것이 당 지수(GI)다. 당 지수는 음식이 체내에 흡수되고 난 후 혈당을 얼마나 빠르고 높게 올리는가를 판단하는 수치이다. 당 지수가 높은 음식을 먹으면 혈당이 급격하게 상승해 인슐린이 분비되고, 이로 인해 혈중에서 포도당을 지방으로 축적한다. 또 당 지수가 높은 음식을 먹고 나면 갑작스럽게 혈당이 떨어지는 반응성 저혈당이 일어나기 쉬우며, 이때 극심한 공복감을 느껴 음식을 과하게 섭취하게 된다. 반면 같은 칼로리라도 당 지수가 낮은 음식을 먹으면 인슐린 분비를 최소화해 반응성 저혈당과 지방의 축적을 막을 수 있다.

50을 기준으로 했을 때 당 지수가 이보다 낮은 수치의 음식을 먹어야 건강한 다이어트를 할 수 있다. 대표적으로 고구마(44), 두부(42), 사과(38), 달걀(30), 토마토(30), 우유(25), 땅콩(20), 시금치(15) 등이 당 지수가 낮으며 음식을 섭취할 때 채소류나 미역, 해조류 같이 섬유질이 풍부한 식품을 함께 먹으면 당 지수가 낮아진다. 흰쌀밥, 인스턴트식품, 과자 등은 당 지수가 높으므로 피하는 편이 좋다.

2. 에너지 밀도를 확인하라

에너지 밀도는 음식의 무게당 칼로리를 뜻하며 음식의 총 열량을 무게로 나눈 값이다. 즉, 에너지 밀도가 높은 음식은 무게가 적게 나가면서 열량이 높은 음식을 의미한다. 예를 들어 삼겹살은 100g당 250kcal이며, 이는 100g당 40kcal인 도라지보다 에너지 밀도가 매우 높다. 에너지 밀도가 높은 음식은 많이 먹지 않아도 체중이 쉽게 증가하며, 에너지 밀도가 낮은 음식보다 포만감이 적어 더욱 많은 양을 먹게 된다.

에너지 밀도가 높은 음식은 대개 당 지수도 높고 포화 지방과 트랜스 지방을 많이 포함한다. 대표적으로는 마요네즈, 버터, 베이컨, 감자칩, 초콜릿, 팝콘, 케이크 등이 있다.

반대로 에너지 밀도가 낮은 식품으로는 다이어트 콜라, 차, 블랙 커피, 토마토 주스, 채소, 오트밀, 우유, 두부 등이 있다. 하지만 주스나 콜라의 경우 에너지 밀도는 낮지만 설탕이 많이 들어 있어 체중 증가에 영향을 미친다는 것을 잊지 말자.

3. 영양 성분표를 꼼꼼히 파악하라

영양 성분표는 가공식품의 포장에 영양 정보를 표시해둔 표로, 최근에는 외식 음식에도 영양 성분을 표시하는 음식점이 늘고 있다. 영양 성분표에서 확인해야 할 사항은 다음과 같다.

· 1회 제공량 섭취 시 제공되는 열량과 영양소

이는 칼로리 및 각 영양소의 함량을 확인할 수 있기 때문에 저칼로리, 저지방, 저탄수화물, 고단백 식품을 선택할 때 도움이 된다.

·영양소 기준치

해당 제품을 1회 제공량만큼 먹었을 때 하루에 필요한 필수 영양소의 몇 %를 섭취할 수 있는지 파악할 수 있다.

·식품 제공량의 횟수

영양 성분표는 1회 제공량에 대한 정보이므로 과자 한 봉지에 총 2회 제공량이 들어 있다면 한 봉지를 다 먹었을 때 1회 제공량의 2배를 섭취한 것으로 열량과 영양소를 계산해야 한다.

·주의해야 할 성분

다이어트를 위해 식이 요법을 해야 한다면 당류는 되도록 적게 섭취하고 백설탕, 물엿, 액상과당, 아스파탐이 들어 있는 식품을 피한다. 지방의 경우, 무조건 함량이 낮은 것을 따지기보다는 지방의 종류를 확인하여 포화 지방이나 트랜스 지방이 들어간 식품을 피하는 것이 현명하다.

람스 시술 후
식이 조절
노하우

01. 굶는 다이어트는 NO, 식사량만 줄인다

람스 시술 후 체중 조절을 해야 한다고 해서 저녁을 굶거나 채소만 먹는 등의 식이 요법을 하게 된다면 오히려 음식에 대한 욕구만 높아지게 된다. 평소 먹는 대로 먹되 식사량을 1/2정도, 힘들다면 2/3 정도까지 줄이도록 한다.

02. 간식은 되도록이면 피하자

아무리 식사량을 줄여도 간식을 끊지 못하면 람스를 받아도 체중 감량에 성공할 수 없다. 과자, 빵, 당이 함유된 음료 등 칼로리는 높으면서 포만감이 적은 간식은 피하는 것이 좋다.

03. 식욕을 억제할 수 없다면 의사와 상의하자

람스 시술을 받고 지방이 일부 없어지고 나면 지방 세포에서 분비되던 '렙틴'이라는 호르몬의 분비가 갑자기 떨어지게 된다. 렙틴 호르몬 분비가 떨어지면 식욕이 증가하는데, 문제는 이러한 현상이 람스 시술 전에 과체중이었던 사람에게 특히 더 많이 발생하게 된다. 지방 세포를 잃은 것을 보상 받기 위해 우리 몸은 더 많은 지방 세포를 만들어 축적하려는 것. 람스를 받고 나서 갑자기 식욕이 증가한 것 같다'라고 느끼는 것이 자연스럽고 당연한 몸의 반응이기 때문에 필요하다면 전문의에게 식욕 억제제를 처방받아서 적절한 기간과 용량으로 복용한다.

04. 식사는 되도록 천천히 꼭꼭 씹어 먹는다

식사를 너무 빨리 하면 위장에서 뇌의 포만 중추까지 신호를 보내기도 전에 너무 많이 먹어 버리게 된다. 되도록 천천히, 음식을 입에 넣고 20~30 번씩 씹는 습관을 들인다.

식사 일기

TODAY IS..

Date 7월 1일   🧍365운동법 ☑   💧물 2L마시기 ☑   💩화장실 배변 ☑

🍴	시간/장소	음식	섭취량	칼로리
아침	AM 09:00 집	참치샌드위치 저지방우유 💧물섭취 ☑ 💊약복용 ☐	1인분 1잔	400Kcal 80Kcal
점심	PM 12:30 구내식당	오징어덮밥 미역국 💧물섭취 ☑ 💊약복용 ☐	1인분	700Kcal 50Kcal
저녁	PM 19:30 식당	보리밥 감자국 계란찜 💧물섭취 ☐ 💊약복용 ☑	2/3공기	200Kcal 100Kcal 100Kcal
간식	PM 15:00 사무실	사과 만두	1개 3개	150Kcal 210Kcal

SAMPLE 이렇게 작성해요

총 섭취열량 1990Kcal   kcal   **총 물 섭취량** 1.5L   L(리터)

운동(종류/시간) 자전거타기 / 1시간

잘한 점 하루 3끼 규칙적으로 챙겨먹기

잘못한 점 고칼로리 만두를 먹었다 ㅠㅠ

TODAY IS..

Date   월   일   365운동법☐   물 2L마시기☐   화장실 배변☐

	시간/장소	음식	섭취량	칼로리
아침		물섭취 ☐ 약복용 ☐		
점심		물섭취 ☐ 약복용 ☐		
저녁		물섭취 ☐ 약복용 ☐		
간식				

총 섭취열량 _____ kcal   총 물 섭취량 _____ L(리터)

운동(종류/시간) _____

잘한 점 _____

잘못한 점 _____

람스 후 식이 조절 스케줄

1주차

저칼로리 식단으로 식이 조절을 시작하되 하루에 1,200~1,500kcal 정도를 섭취하도록 한다.

2주차

빠른 회복을 위해서 짜게 먹지 않는 식습관이 중요하다.

3주차

체질량 지수(BMI)와 체지방을 고려한 의료진의 식이 처방에 따라 칼로리와 영양소 강화 식단을 받고 시행한다.

4~5주차

힘들게 빼낸 지방이 다시 몸에 생기지 않도록 피자, 치킨, 삼겹살 같은 고지방 음식은 한 달간 피한다.

6~7주차

탄력을 위해 두부, 저지방 우유, 닭가슴살, 살코기, 달걀 등이 포함된 단백질 강화 식단으로 먹는다.

부위별 맞춤 운동으로 완성하는 S라인

비만은 여러 가지 유형으로 나타난다. 전체적으로 살이 찐 전신 비만도 많지만 특정 부위에 군살이 몰려 있는 경우도 많다. 특정 부위의 지방을 없애는 데 효과적인 람스 시술로 군살을 쏙 뺐다면 부위별 운동에 도전해 보자. 지방을 빼내서 비어 있는 공간에 탄력을 채우면 라인이 더욱 예뻐질 것이다.

람스의 효과를
배가하는 운동

식이 요법이 체중을 감량하는 데 결정적인 역할을 한다면 운동은 근육을 탄력 있게 만들고 감량한 체중을 유지하는 데 중요한 역할을 한다. 지방을 빼낸 뒤 회복을 돕는 데도 운동만큼 좋은 것이 없다. 지방을 빼내면 살의 탄력도 함께 떨어지는데, 운동을 꾸준히 해서 지방을 빼낸 자리에 근육을 채우면 탱탱한 보디라인을 만들 수 있다. 또한 잔여 지방을 태우고 근육량을 늘려 요요 현상을 방지한다.

평소에 운동을 하지 않던 사람들은 운동을 거창하게 생각한다. 운동복을 차려 입고 피트니스 센터나 요가 센터에서 움직여야 한다고 생각하는 것이다. 그러니 '운동복이 준비되지 않아서', '피트니스 센터에 가는 게 귀찮아서' 등 수많은 핑계를 대며 운동을 멀리한다. 하지만 그런 것만이 운동은 아니다. 일상생활에서 조금 더 많이 움직이는 것도 운동이 된다.

예를 들면 TV를 보면서 한쪽 다리를 올렸다 내렸다 하는 동작을 반복하거나 설거지를 하면서 발뒤꿈치를 올렸다 내렸다 하는 식이다. 따라서 운동하는 것에 부담을 갖지 말고, 조금씩 활동량을 늘려 운동과 친숙해지도록 노력하려는 자세가 중요하다.

체지방을 태우는
최고의 유산소 운동, 걷기

람스 시술 후 가장 좋은 운동은 '걷기'다. 지방을 흡입해내면 피하 지방층에 축적되어 있는 지방은 많이 없앨 수 있지만 근육 사이사이에 있는 체지방은 뺄 수가 없다. 유산소 운동은 근육 사이에 있는 체지방은 물론 내장 지방까지 태울 수 있기 때문에 지방을 빼낸 후에 예쁜 몸매를 만드는 데 큰 도움이 된다.

대표적인 유산소 운동인 달리기와 수영도 좋지만 시간과 장소에 구애받지 않고 언제 어디서든 할 수 있는 운동으로는 걷기 만한 것이 없다. 다만 걷기 운동을 할 때는 올바른 자세를 유지하지 않으면 역효과가 날 수 있다. 허리와 등, 무릎을 곧게 펴고 양발은 11자 모양을 유지하며 발뒤꿈치, 발바닥, 발가락 순으로 땅에 닿도록 걷는다. 이때 시선은 10~15cm 앞을 주시하고 팔은 L자나 V자를 유지하면서 앞뒤로 번갈아 힘차게 흔들며, 코로 깊이 숨을 들이쉬고 입으로 내뱉는다. 산책을 하듯 천천히 걸어도 좋지만 5.4~8km 속도로 빨리 걸으면 운동 효과가 더욱 좋다.

민소매도 자신 있는
팔뚝 근력 운동

수많은 여성들이 민감하게 반응하는 곳 중에 하나가 팔뚝이다. 나이가 들수록 몸의 순환이 나빠져 림프가 뭉치거나 부종이 생기고, 부종이 점점 살로 축적되어 팔뚝에 군살로 자리 잡게 된다. 이렇게 생긴 군살은 시간이 지날수록 탄력을 잃으면서 처진다. 하지만 팔뚝의 군살은 식이요법을 하거나 운동을 해도 잘 빠지지 않는 게 가장 큰 문제다.

그러나 너무 걱정할 필요는 없다. 팔뚝은 오히려 람스로 쉽게 해결할 수 있는 부위이므로 시술 후 적절한 팔 운동까지 더하면 더욱 아름다운 라인을 만들 수 있다. 팔은 평소에 움직임이 적은 부위 중 하나이기 때문에 걷기와 달리기처럼 자연스럽게 팔을 움직이는 운동을 하면서 팔 근육을 강화해주는 근력 운동을 겸하는 것이 좋다. 특히 집에서 쉽게 할 수 있는 팔굽혀펴기를 변형한 '무릎 구부리고 팔굽혀펴기'는 인사할 때 흔들거리는 '안녕 살'을 탄탄하게 가꿔주는 최고의 운동이다. 처음에는 힘들 수 있지만 꾸준히 반복하다 보면 등과 가슴으로 이어지는 라인까지 예뻐지는 효과를 볼 수 있다. 또 좀 더 다양한 근력 운동을 하고 싶다면 아령을 이용해 이두와 삼두를 강화하는 것도 팔의 라인을 매끈하게 만드는 데 도움이 된다.

50cm, 꿈의 라인을 위한
허벅지 운동

연예인이나 날씬한 여성들의 허벅지는 종아리와 그 두께가 별반 차이가 없어 허벅지부터 종아리까지 일자로 쭉 뻗은 듯한 느낌을 준다. 허벅지에서 가장 두꺼운 부분을 기준으로 두께를 쟀을 때 50cm 정도가 날씬한 여성들의 평균 허벅지 두께라고 한다.

꿈의 50cm 허벅지 라인은 람스를 통해 허벅지를 매끄럽게 가꾼 뒤 적절한 운동을 병행하면 누구나 가질 수 있는 사이즈다. 허벅지는 근력 운동을 하기보다는 걷기와 달리기처럼 유산소 운동과 꾸준한 스트레칭을 병행하는 것이 더 효과적이다. 원래 허벅지는 지방보다 근육이 많기 때문에 근력 운동을 잘못하면 근육이 더 커져 지방흡입을 하고도 만족할 만큼 라인이 예뻐지는 효과를 얻지 못할 수 있다. 걷기나 달리기 등을 한 뒤에 혈액과 림프의 순환을 돕는 요가와 스트레칭 같은 운동으로 근육의 긴장을 풀어주면 매끈하게 쭉 뻗은 허벅지 라인을 완성할 수 있을 것이다.

탱탱한 엉덩이를 만드는
걷기 운동

S라인을 만들기 위해서는 군살 없이 탱탱한 엉덩이가 필수다. 최근 '애플힙'으로 불리는 사과처럼 탱글탱글하고 가운데 부분이 볼록하게 솟은 섹시한 엉덩이가 미의 기준으로 여겨진다. 하지만 안타깝게도 우리나라 여성들 중 동그랗고 탄력 있는 엉덩이를 타고난 경우는 드물다. 그런데다 대부분의 시간을 앉아서 보내느라 엉덩이가 퍼지가 쉽다. 혹은 엉덩이가 크지 않지만 허벅지 쪽으로 처진 경우도 많다.

그럴 때는 지방흡입 수술이나 람스 시술을 받으면 펑퍼짐하거나 처진 엉덩이의 라인이 살아나서 한결 예뻐진다. 여기에 걷기 운동과 바른 자세를 갖는 습관까지 더하면 매력적인 엉덩이를 만들 수 있다. 우선 걸을 때는 다리를 쭉 뻗는 느낌이 들도록 보폭을 크게 하고, 허리부터 시작해 다리의 모든 근육을 움직인다. 경사진 곳을 걸을 때는 발뒤꿈치부터 땅에 닿게 하면서 발바닥 전체로 걷고, 계단을 오를 때는 2개씩 오르는 것이 좋다. 이때 엉덩이에 적당한 긴장감을 주면서 허리를 바로 세운다. 평소 의자에 앉을 때도 엉덩이를 의자 뒤쪽에 바짝 붙여 앉는다. 구부정하게 엉덩이를 앞으로 빼고 앉는 자세는 엉덩이 모양을 망치게 하므로 주의한다.

내장 지방을 없애는
복근 운동

30대 이상의 성인들은 대부분 복부 비만 스트레스에 시달린다. 배는 지방이 쉽게 쌓이고 평소 움직임이 거의 없는 부위여서 근육도 적다. 따라서 탄력이 떨어지고 다른 부위보다 살이 더 쉽게 처질 수 있다.

하지만 복부는 지방흡입 수술을 하면 지방이 놀라울 만큼 줄어드는 부위다. 또한 지방흡입 수술을 하고 나서 적절한 복근 운동으로 근육을 강화하면 탄탄한 복부를 만들 수 있다. 복근 운동을 하면 혈액 순환이 활발해져 지방흡입 수술이나 람스 시술로 미처 빼내지 못한 내장 지방을 완전히 제거할 수 있다.

단, 시술을 받은 직후 배가 뭉쳐 있을 때는 복근 운동을 하면 안 된다. 잘못하면 배에 보기 싫은 줄이 생길 수 있기 때문이다. 뭉침이 어느 정도 풀린 한 달 뒤부터 가볍게 복근 운동을 시작한다. 의자에 앉아 아랫배에 힘을 주고 다리를 들어 올리는 운동이나 누워서 다리를 직각으로 들어 올린 뒤 천천히 상체를 들어 올리는 윗몸일으키기가 좋다.

출산을 했거나 너무 말라서 밥을 먹으면 배가 더 나오는 복부 근력이 약해진 사람들에게도 복근 운동은 큰 도움이 된다.

6가지 부위별
쉐이핑 운동

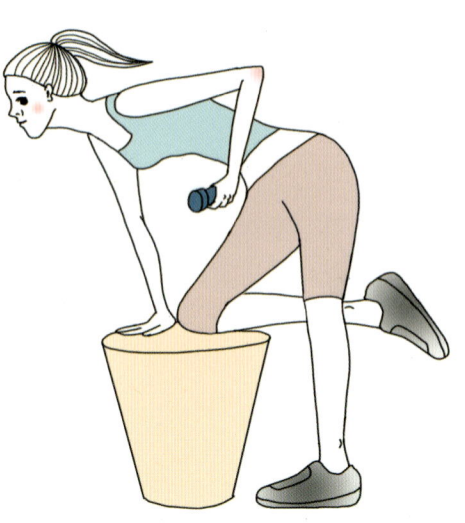

탄탄하고 가느다란 팔 만들기

왼손에 덤벨을 들고 의자에 오른쪽 무릎을 댄 뒤 오른손으로 의자를 짚는다. 왼팔을 바닥과 수직이 되도록 아래로 쭉 폈다가 팔꿈치를 직각이 되도록 굽힌다. 양쪽을 10회씩 3세트 반복한다.

아찔한 각선미 만들기

양발을 넓게 앞뒤로 벌리고 벽을 짚는다는 느낌으로 양팔을 앞으로 뻗는다. 허리를 꼿꼿이 세운 채 오른쪽 다리의 무릎을 굽히면서 상체를 앞으로 움직였다가 다시 원래 자세로 돌아온다. 다리 뒤쪽 근육을 전체적으로 길게 늘이는 운동이므로 틈틈이 반복하면 종아리의 라인이 예뻐진다. 양쪽을 각각 2~3회 반복한다.

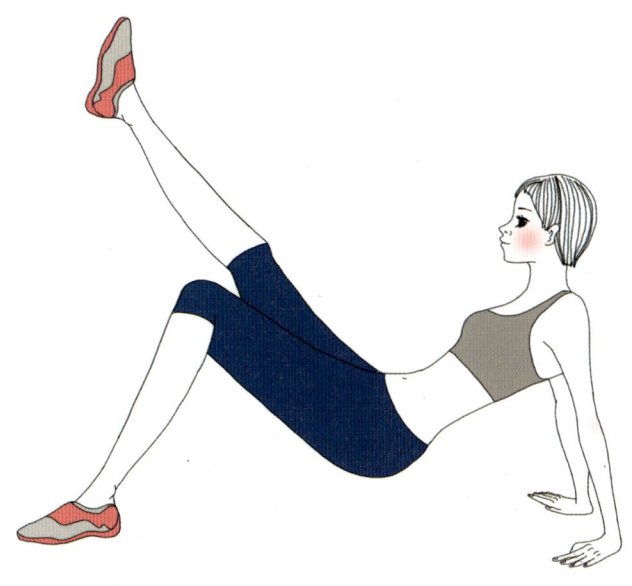

섹시한 복근 만들기

양팔을 뒤로 젖혀 손바닥으로 바닥을 짚고 앉는다. 한쪽 다리는 무릎을 세워 구부리고, 나머지 다리는 쭉 뻗는다. 뻗은 다리를 위로 들었다가 내리는 동작을 10회 반복한다. 같은 방법으로 반대쪽도 실시한다. 3세트 반복한다.

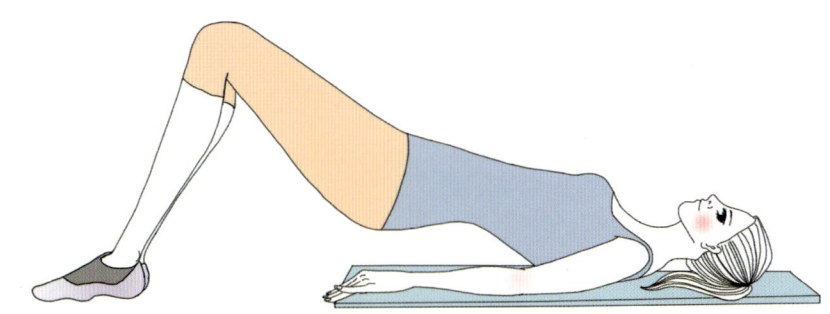

매력적인 애플힙 만들기

양쪽 무릎을 세우고 바닥에 등을 대고 눕는다. 이때 다리는 어깨너비로 벌리고 양팔은 허벅지 옆에 가지런히 두고 손바닥을 바닥에 댄다. 엉덩이를 허리 높이까지 들어 올려 일정 시간 정지한 후 천천히 내린다. 10회씩 3세트를 반복한다.

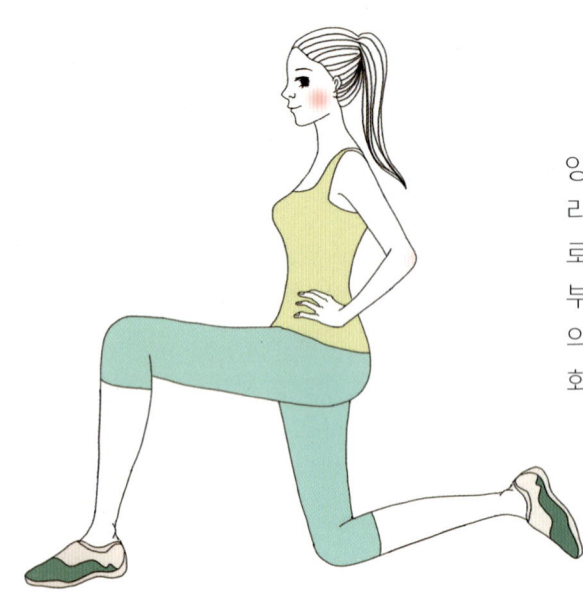

아이돌 허벅지 만들기

양발을 넓게 앞뒤로 벌리고 양손은 허리에 얹는다. 앞으로 나온 다리는 ㄱ자로, 뒤로 뻗는 다리는 ㄴ자가 되도록 구부린다. 이때 상체를 숙이지 않도록 주의하면서 허리를 곧게 편다. 양쪽을 10회씩 3세트 반복한다.

육감적인 허리 라인 만들기

바닥에 앉아 오른쪽 다리는 앞으로 접고 왼쪽 다리는 뒤로 접는다. 양손은 깍지를 껴 머리 뒤를 잡는다. 몸이 기울어지거나 틀어지지 않도록 주의하면서 왼쪽 팔꿈치가 왼쪽 무릎에 닿을 정도로 상체를 기울인다. 반대쪽도 같은 방법으로 실시하고, 양쪽을 10회씩 3세트 반복한다.

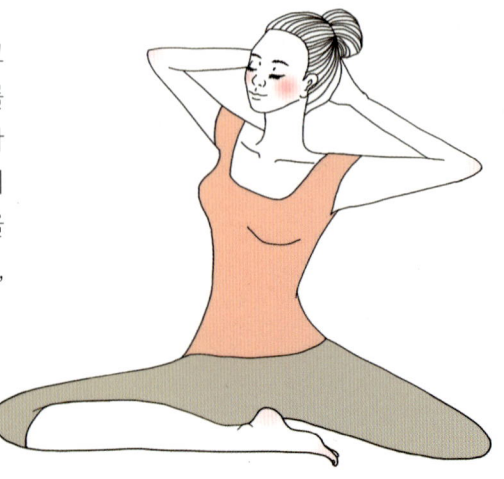

람스 후
땀이 날 정도로
운동해도 될까?

운동은 땀이 날 때까지 하는 것이 가장 좋다. 람스를 시술받은 뒤 땀이 날 정도로 운동을 하면 부종도 빨리 빠진다. 단, 시술 후 일주일 정도는 무리하지 않는다. 처음에는 무리하지 말고 가볍게 운동하다가 체력이 늘어나는 것이 느껴지면 점점 자신의 컨디션에 맞게 강도를 높여 운동한다.

잘 빠졌다, **람스**
LAMS!

펴낸날 초판 1쇄 2015년 8월 17일

지은이 김정은

펴낸이 임호준
이사 홍헌표
편집장 김소중
책임 편집 김희현 ㅣ **편집 2팀** 장문정
디자인 왕윤경 김효숙 ㅣ **마케팅** 강진수 임한호 강슬기
경영지원 나은혜 박석호 ㅣ **e-비즈** 표형원 이용직 김준홍 류현정

일러스트 김민지(뼈가콜라)
인쇄 (주)웰컴피앤피

펴낸곳 (주)헬스조선 ㅣ **발행처** (주)헬스조선 ㅣ **출판등록** 제2-4324호 2006년 1월 12일
주소 서울특별시 중구 세종대로 21길 30 ㅣ **전화** (02) 724-7684 ㅣ **팩스** (02) 722-9339

ⓒ 365mc 네트웍스, 2015

ISBN 979-11-5846-007-5   13510

• 이 도서의 국립중앙도서관 출판예정도서목록(CIP)은 서지정보유통지원시스템 홈페이지(http://seoji.nl.go.kr)와
  국가자료공동목록시스템(http://www.nl.go.kr/kolisnet)에서 이용하실 수 있습니다. (CIP제어번호: CIP2015018862)